U0248559

云南保监局重点课题

云南省高校巨灾风险评估技术科技创新团队

保险业服务医改问题研究

——基于对云南省实践的跟踪调查

主　编　华日新　任玉华　钱振伟

副主编　尹建宏　徐　平　聂文亮

课题组成员单位：中国保监会云南监管局、中国人保财险云南省分公司、中国太平洋人寿云南省分公司、中国人寿云南省分公司、云南保险学会、云南财经大学金融学院

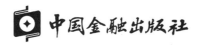

中国金融出版社

责任编辑：贾　真
责任校对：李俊英
责任印制：程　颖

图书在版编目（CIP）数据

保险业服务医改问题研究（Baoxianye Fuwu Yigai Wenti Yanjiu）：基于对云南省实践的跟踪调查/华日新，任玉华，钱振伟主编 . —北京：中国金融出版社，2015. 11

ISBN 978 - 7 - 5049 - 8169 - 1

Ⅰ. ①保…　Ⅱ. ①华…②任…③钱…　Ⅲ. ①保险业务—影响—医疗保健制度—体制改革—云南省　Ⅳ. ①R199. 2

中国版本图书馆 CIP 数据核字（2015）第 250955 号

出版
发行　　中国金融出版社

社址　北京市丰台区益泽路 2 号
市场开发部　（010）63266347，63805472，63439533（传真）
网 上 书 店　http：//www. chinafph. com
　　　　　　（010）63286832，63365686（传真）
读者服务部　（010）66070833，62568380
邮编　100071
经销　新华书店
印刷　北京市松源印刷有限公司
尺寸　169 毫米 ×239 毫米
印张　15
字数　200 千
版次　2015 年 11 月第 1 版
印次　2015 年 11 月第 1 次印刷
定价　30. 00 元
ISBN 978 - 7 - 5049 - 8169 - 1/F. 7729
如出现印装错误本社负责调换　联系电话　（010）63263947

编 委 会

主　编：华日新　任玉华　钱振伟

副主编：尹建宏　徐　平　聂文亮

编写组成员：曹　纳　邱东岚　杨祖纯
　　　　　　李　鸿　曾　勇　李静文
　　　　　　袁中美　牛晓露　朱　瑜
　　　　　　钟　莉　唐秀洪　周若微
　　　　　　张　艳　马　喜　汪红萍
　　　　　　王立冬　张　燕　段景长
　　　　　　李　洋

目　　录

第一章　保险业服务医改的理论和政策支持 ················· 1

一、新公共服务理论：政府购买服务视角 ················· 1

（一）新公共服务理论的基本内涵 ················· 1

（二）新公共服务理论对政府购买服务的启示 ··············· 2

二、医疗社会保险的社会治理理论 ················· 5

（一）医疗社会保险治理的内涵 ················· 5

（二）市场与政府的关系 ················· 6

（三）医疗社会保险的社会治理与政府财政的关系 ··········· 8

（四）医疗社会保险的地方治理分析 ················· 9

（五）医疗社会保险的政府购买服务 ················· 11

三、国家和云南省政府支持保险业服务医改的政策 ············· 15

（一）国家支持保险业服务医改的政策分析 ··············· 15

（二）云南省政府支持保险业服务医改的政策分析 ··········· 18

第二章　国内外保险业服务医改经验借鉴 ················· 20

一、国外经验 ················· 20

（一）保险业在社会医疗保障体系中的功能模式分析 ········· 20

（二）美国保险业服务社会医疗保障体系改革经验借鉴 ········· 22

（三）德国保险业服务社会医疗保障体系改革经验借鉴 ········· 24

（四）澳大利亚保险业服务社会保障体系改革经验借鉴 ········· 26

（五）国外保险业服务医疗保障体系改革经验总结 ……… 28

二、国内其他省市经验 …………………………………… 30

（一）中国人寿承办大病保险业务的经验 …………… 30

（二）中国人保健康承办大病保险业务经验 ………… 34

（三）太平洋人寿承办新农合业务经验 ……………… 44

（四）国内典型保险机构参与医疗纠纷人民调解第三方调解机制

分析 ……………………………………………… 46

三、经验借鉴 ……………………………………………… 52

（一）美国长期护理险对云南省的启示 ……………… 52

（二）印度社区健康保险及重大疾病险对云南省的启示 … 53

（三）俄罗斯医改对云南省的启示 …………………… 55

（四）国外保险机构参与医疗纠纷人民调解第三方调解经验

借鉴 ……………………………………………… 56

第三章　云南省保险业服务医改历史、现状与成效 ……… 58

一、云南省保险业服务医改的历史进程 ………………… 58

（一）基本医疗保险医改历程 ………………………… 58

（二）大病保险制度相关政策 ………………………… 59

二、大病医疗保险运营现状与取得成效 ………………… 61

（一）云南省大病医疗保险运营现状 ………………… 61

（二）云南省大病医疗保险取得成效 ………………… 71

三、相关商业保险经营现状与取得成效 ………………… 76

（一）商业补充医疗保险 ……………………………… 76

（二）健康管理服务 …………………………………… 79

（三）长期护理保险 …………………………………… 81

四、云南省保险机构参与社会医疗保障体系建设现状与取得

成效 ……………………………………………………… 83

（一）云南省基本医疗保障体系的现状介绍 …………… 83

（二）保险机构参与医疗保障体系基本服务 …………… 90

（三）保险机构参与异地就医结算管理和服务 ………… 92

五、保险机构参与医疗纠纷人民调解第三方调解机制的状况 …… 94

（一）云南省医疗责任保险发展的基本情况 …………… 94

（二）云南省医疗责任保险主要做法 …………… 95

（三）下一步的工作思路 …………… 97

第四章　云南省保险业服务医保改革面临的主要困难与问题 ……… 102

一、大病医疗保险运营存在的主要问题 …………… 102

（一）政府购买服务模式未全面开展 …………… 102

（二）信息平台建立不完善 …………… 103

（三）针对重大病种的保障缺失 …………… 103

（四）基本医疗统筹级别存在差异 …………… 105

（五）保险公司职责的界定"模糊" …………… 105

（六）省外异地报销服务滞后 …………… 107

（七）基层医疗服务机构发展滞后 …………… 107

（八）不合理医疗行为 …………… 108

二、商业健康保险经营存在的主要问题 …………… 109

（一）政府层面 …………… 109

（二）公司层面 …………… 111

三、保险机构参与社会医疗保障体系建设面临的主要困难 ……… 114

（一）参与医疗保障体系经办服务面临的主要困难 ………… 114

（二）保险机构参与异地就医结算管理和服务面临的主要

困难 …………… 116

四、保险机构参与医疗纠纷人民调解第三方调解面临主要困难 … 119

（一）第三方的中立性问题 …………… 119

（二）医疗纠纷人民调解委员会的公正保障机制问题 …………… 119

（三）医疗纠纷人民调解委员会队伍建设问题 ……………… 119

（四）患方的利益损害问题 ………………………………… 120

（五）第三方机构设置的合理性问题 ……………………… 120

（六）定点医院选择难问题 ………………………………… 120

第五章　加快保险业服务医改的对策建议 …………………… 121

一、大病医疗保险对策 ……………………………………… 121

（一）推进政府购买服务模式全面覆盖 …………………… 121

（二）提升基本医保统筹级别 ……………………………… 122

（三）建立统一信息平台 …………………………………… 123

（四）建立多层次医疗保险保障体系 ……………………… 124

（五）提升省外就医报销效率 ……………………………… 125

（六）加强监督医疗救治行为 ……………………………… 126

（七）完善基层医疗服务机构建设 ………………………… 127

（八）建立和完善风险共担机制 …………………………… 127

二、商业健康保险对策 ……………………………………… 129

（一）政府层面的建议 ……………………………………… 130

（二）公司层面的建议 ……………………………………… 131

三、保险机构参与社会医疗保障体系建设对策 …………… 135

（一）健全法律制度 ………………………………………… 135

（二）加强专业能力建设 …………………………………… 136

（三）规范全程监管体系 …………………………………… 136

（四）完善省级异地就医结算平台 ………………………… 138

四、保险机构参与医疗纠纷人民调解第三方调解对策 …… 138

（一）健全医疗纠纷处理的法律体系 ……………………… 138

（二）设立专门的医疗纠纷处理中心 ……………………… 139

（三）建立医疗纠纷第三方调解的配套机制 ……………… 142

附录 ………………………………………………………… 144

附录1　中国太平洋人寿保险股份有限公司云南省分公司大病医疗

保险发展调研报告 ……………………………………… 144

附录2　中国人民财产保险股份有限公司云南省分公司城乡居民

大病保险调研报告 ……………………………………… 156

附录3　中国人寿云南省分公司城乡居民大病保险调研报告 …… 166

附录4　大病保险会计与基本医疗基金会计比较研究 …………… 177

附录5　国务院办公厅关于印发深化医药卫生体制改革2014年

重点工作任务的通知 …………………………………… 186

附录6　关于开展城乡居民大病保险工作的指导意见 …………… 199

附录7　云南省人民政府办公厅关于转发省发展改革委等部门

云南省城乡居民大病保险实施意见（试行）的通知 …… 206

附录8　云南省人力资源和社会保障厅关于做好2014年城镇居民

大病保险工作的通知 …………………………………… 215

附录9　关于印发《云南保险业开展城乡居民大病保险监管意见

（试行）》的通知 ……………………………………… 217

附录10　关于加强大病保险共保业务统计工作的通知 ………… 226

附录11　关于报送大病保险统计数据的通知 …………………… 228

第一章 保险业服务医改的
理论和政策支持

　　2015 年是贯彻落实党的十八届三中全会精神、全面深化改革的开局之年，也是深化医药卫生体制改革的关键之年。要按照《政府工作报告》的部署和保基本、强基层、建机制的要求，深入实施"十二五"期间深化医药卫生体制改革规划暨实施方案，坚持以群众反映突出的重大问题为导向，以公立医院改革为重点，深入推进医疗、医保、医药"三医"联动，巩固完善基本药物制度和基层医疗卫生机构运行新机制，统筹推进相关领域改革。保险业服务医改不仅可以深入推进医改进程，探索用中国式办法破解医改这一世界性难题，还可以通过服务医改，促进保险业更好地发挥社会管理职能和保障职能，促进保险深化，推动自身发展方式转变，实现保险业又好又快发展。

一、新公共服务理论：政府购买服务视角

（一）新公共服务理论的基本内涵

　　新公共服务理论是 21 世纪初由美国亚利桑那州立大学的罗伯特·V. 丹哈特和珍妮特·V. 丹哈特在反思新公共服务理论的基础上提出的一种全新的公共行政理论。他们认为，新公共服务就是关于公共行政将公共服务、民主治理和公民参与置于中心地位的治理系统中所扮演角色的一系列思想和理论。它的理论基础主要包括民主公民权理论、社区与

公民社会理论、组织人本主义思想和后现代公共行政理论。作为一种全新的行政范式和政府治理的理论导向，该理论的精髓体现在新公共服务的七大原则：（1）政府的职能是服务而非掌舵。政府的作用不是控制或驾驭社会发展的新方向，而在于帮助公民表达和实现他们的共同利益。（2）公共利益是目标而非副产品。公共行政官员必须致力于建立集体的、共享的公共利益观念，创造一种利益共享、责任共担的机制。（3）思想的战略性和行动的民主性。政府制订满足公民需要的政策和计划，通过集体努力和周密协作的过程，能够最有效地、最负责任地得到贯彻执行。（4）服务于公民而不是客户。公共利益不是由个人自我利益聚集而成，而是源于对共同价值准则的对话协商。因此，公务员不仅要回应"客户"的需求，而且更要集中精力建设政府与公民之间、公民与公民之间的信任与合作关系。（5）责任并不是单一的。政府的责任极为复杂，公务员不仅仅应当关注市场，更应该关注宪法和法令，关注社会价值观、政治行为准则、职业标准和公民利益。（6）重视人而不是生产率。新公共服务在探讨管理和组织时强调通过人进行管理的重要性，如果能在尊重所有人的基础上通过合作共享的方式参与公共政策的制定和实施，它们最终就更有可能成功。（7）公民权和公共服务相比企业家精神更重要。政府的所有者是公民，公共项目和资源不属于公共行政人员，他们不仅要分享权力，通过人民来工作，通过中介服务来解决公共问题，而且还必须将其在治理过程中的角色重新定位为负责任的参与者或承担者，而非企业家。新公共服务的这些核心理念将公共行政学的研究重新拉回民主国家的价值定位，是对近年来盛行的管理主义思想的一种扬弃和超越，也是更加适合于现代公民社会发展和公共管理实践需要的新的理论选择。

（二）新公共服务理论对政府购买服务的启示

基于新公共服务理论的创新理念，不仅应该从市场的经济角度和政府权力的政治角度考虑政府购买公共服务的问题，更应以公民权利为根本出发点和最终落脚点，发挥其创新公共服务供给机制、转变政府职能、构建服务型政府和推进国家治理能力现代化的作用。

1. 政府购买服务：转变政府职能

借鉴"公共利益是目标而非副产品"的理念，为全体社会成员平等地提供与公民的生存权和发展权相关的社会保障、公共卫生等基本公共服务是现代政府所必须承担的责任。政府的执政理念是"服务而非掌舵"，因此政府购买公共服务是处理政府与社会、政府与市场之间关系的重要手段，更是实现政府职能转变和建设服务型政府的必然要求。公共行政改革应坚持"小政府，大社会"的模式，建立精干、高效、务实的政府机构，合理划分政府提供公共服务的有效领域和范围，最大限度地限制政府权力，通过公私合作形式实现政府行为的市场化和社会化。把公共服务供给的决策权仍然掌握在政府公共行政部门手中，凡属事务性管理服务则通过合同、委托等方式交由政府之外的其他社会组织去完成。政府在充分认识社会组织比较优势的基础上，需分清各自的责任边界，把握"精明的购买者"与"非专业的干预者"之间的微妙关系，着重培育公平竞争的市场环境。立足于"重视人而不是生产率"的出发点，促进基本公共服务均等化，加大对政府官员公共服务的行政问责力度，逐步健全和完善政府购买服务的相关政策法律框架。例如，《国务院办公厅关于政府向社会力量购买服务的指导意见》（国办发〔2013〕96号）和《政府购买服务管理办法（暂行）》（财综〔2014〕96号）就对创新和完善公共服务供给模式中的政府角色进行了明确的定位，致力于形成政府主导、社会参与、公办民办并举的公共服务供应链。

2. 政府购买服务：提高服务质量

政府购买公共服务是为了避免政府失灵和市场失灵，在政府直接提供公共服务和完全私有化之间作出的一种折中选择。基于成本和效率的考虑，政府直接提供公共服务的能力有限，成本往往过高。而市场机构和社会组织不仅具备自适应性、非分配约束、运营灵活、管理先进的传统优势，更容易发现潜在的社会需求，更善于生产异质性服务，更加充分配置社会资源。因此，通过引入市场竞争机制保障公共服务供给主体多元化和服务专业化，既可以整合社会资源，实现社会福利最大化，又可以为公民个人提供在多种可能的公共服务供给途径和方式之间进行选择的权利，最大限度地满足公民个人的多样化、个性化需求。鉴于公共服务的对象是"公民"而非"客户"，政府需要建立严格的市场准入制度和灵活的激励机制，保证私人部门在提供公共服务的过程中获得适当盈利的同时，保障所提供的公共服务的质量，切实维护公民的基本权利。当然，能否有效降低交易成本、提高制度效率，还在于政府购买公共服务的整个框架中政府职权的性质、公共服务的成本效益、公共服务的质量、引入市场竞争的程度、支持社会组织的情况等。

3. 政府购买服务：社会治理结构

政府购买公共服务既是"多中心社会治理理论"下公共服务供给模式的制度创新，更是政府与营利、非营利组织等第三部门的公私合作伙伴关系的缔结方式。它是在政府引导下产生的合作治理机制，允许多个权力中心或服务中心对公共事务的公共参与，通过建立市场、政府和公民社会互相合作的多中心体制和互补机制，实现公共服务的有效供给。一方面，通过对公共事务的共同参与，在公共部门、私人部门、非政府组织和公民等各种政治参与主体之间有效的对话沟通、平等合作机制建立联盟，形成一个公共治理体系和多元互动的管理过程。这既有利于充分表达各方的社会诉求，实现公共服务的过程均等和结果均等，又有利于政府树立有限、责任、服务政府的理念。另一方面，通过建立多个服务中心，在引导社会资源发挥集体合力的同时，促进互相竞争，提高公共服务的水平和质量。因此，政府购买公共服务可以更好地保障第三部门在履行社会职能的过程中不会偏离政府所倡导的公共利益方向，不会威胁到政府所欲构建的公共秩序，从而产生合作治理模式下"社会自治"的"正能量"。

二、医疗社会保险的社会治理理论

西方经济学家和管理学家在社会资源配置中既看到了市场失灵，又看到了政府失灵，便提出了治理概念，主张用"治理"替代统治。市场失灵是指运用市场手段，无法达到经济学中的帕累托最优，同样仅仅依靠国家的计划和命令等手段，也无法达到资源配置最优化，最终不能促进和保障公民的政治利益和经济利益。正是鉴于国家的不足和市场的失效，越来越多的人热衷于运用治理机制对付市场和政府双重失灵的问题。正如前文所述，医疗社会保险的公共物品或准公共物品搭便车问题、囚徒困境、适度风险的存在，导致居民通过委托政府科层采取集体行动，以克服个人理性与社会福利最大化之间的矛盾，走出集体行动逻辑陷阱，但政府提供的医疗社会保险公共品存在信息不足、缺乏竞争和降低医疗社会保险成本的激励手段，又会导致政府失灵。这需要通过合理和高效的医疗社会保险治理模式来减少市场和政府失灵，提高医疗社会保险资源配置效率，降低医疗社会保险的制度成本。

（一）医疗社会保险治理的内涵

什么是医疗社会保险治理？首先回答什么是治理。在关于治理的各种概念中，全球治理委员会的定义最具有代表性和权威性。该委员会在1995 年发表的《我们的全球伙伴关系》的报告中对治理进行了如下界定：治理是各种公共的或私人的机构管理其共同事务的诸多方式的总和，它是使互相冲突的或不同利益得以调和并且采取联合行动的持续过程。1998 年，英国学者格里·斯托克（Gerry Stoker）对各种治理的概念进行了梳理和归类，分别有以下五类：（1）治理来自一系列的政府但又不限于政府的社会公共机构和行为者的复杂体系。（2）治理意味着在为社会和经济问题寻求解决方案的过程中，存在着界限和责任方面的模糊性。（3）治理明确肯定了在涉及集体行为的各个社会公共机构之间存在着权力依赖。（4）治理意味着参与者最终将形成一个自主网络。（5）治理意味着办好事情的能力并不限于政府的权力、政府的发号施令或运用权威。在公共事务管理中，还存在其他的管理技术和管理方法，政府有责任使用这些新的方法和技术来更好地对公共事务进行控制和引导。政府治理乃是政府为了解决公共问题或者达到公共目的，通过行使合法权力对社会的公共事物进行管理的过程。

综上所述，医疗社会保险治理可以理解为，各种公共的或私人的机构（如中介机构、非政府组织、保险公司等金融机构）一起管理医疗社会保险事务的诸多方式的总和。它是使互相冲突的或不同利益的机构得以调和并且采取联合行动的持续过程。它既包括拥有强制服从权力的正式机构和政府，也包括人们和机构为了自己的利益而同意或接受的非正式的制度安排。我国医疗社会保险治理主要来自一系列的政府行政机构及其之间的相互关系，同时也包括政府购买服务方式中的政府与私人部门或非政府组织之间的关系。可见，医疗社会保险治理决定了医疗社会保险管理体制。有什么样的医疗社会保险治理，就有什么样的医疗社会保险管理体制。因此，我国需要从改善政府治理入手，从根本上确立医疗社会保险管理体制改革方向，推动医疗社会保险制度的改革和完善。

（二）市场与政府的关系

作为资源配置的方式，政府与市场之间的关系一直是经济学界讨论的重大理论命题。在国家干预主义和新自由主义思潮的交替主导下，人们逐渐意识到政府失灵和市场失灵各自给经济社会发展带来的严重影响。如何正确认识和处理政府与市场的关系，寻找二者之间的平衡点便成为我国经济体制改革的核心问题。

改革开放以来，党对政府与市场关系的认识逐步深化。从党的十一届三中全会确立以"计划经济为主，市场调节为辅"的基本原则，到党的十八届三中全会上提出"经济体制改革是全面深化改革的重点，核心问题是处理好政府和市场的关系，使市场在资源配置中起决定性作用和更好地发挥政府作用"，从"基础性作用"到"决定性作用"，党对政府与市场关系的认识再次实现了飞跃，让我们可以从资源配置的宏观层次和微观层次去划分政府与市场的功能。市场虽然不是万能的，但市场决定资源配置是市场经济的一般规律，必须从广度和深度上积极推进市场化改革，大幅度减少政府对资源的直接配置，推动资源配置依据市场规则、市场价格、市场竞争，实现效益最大化和效率最优化。政府是"裁判员"而不是"运动员"，主要扮演"守夜人"的角色。政府以权力为中心向以规则为中心转变，旨在弥补市场机制的内在缺陷。政府边界的扩展必须是以市场发挥资源配置的决定性作用为前提。其主要职责是保持宏观经济稳定，加强和优化公共服务，保障公平竞争，加强市场监管，维护市场秩序，推动可持续发展。最大限度地减少中央政府对微观事务的管理，充分利用市场机制调节经济社会活动，有效解决政府缺位、越位和错位等问题。基于缔造"有效的市场和有为的政府"这一目标，在重视发挥市场作用的同时，根据经济社会发展阶段在政府干预的时机、规模和力度上采取差异化的策略。因此，政府与市场之间不是简单的非此即彼、此消彼长，谁大谁小、谁强谁弱的零和博弈关系，而是相辅相成、互补共生的双赢关系，"市场决定、政府有为"是二者关系的理想定位。

然而，在医疗卫生领域界定政府和市场的边界问题却成为世界性的难题。由于医疗市场普遍存在有限理性、不确定性、引致需求、外部性以及信息不对称等问题，更容易造成市场失灵，难以发挥市场机制有效配置医疗资源的作用，必须重视政府干预。而由于官僚主义、福利刚性、信息不足、政策变动频繁和缺乏竞争等内在缺陷，政府也不是配置医疗资源成本最低和效率更高的选择。此时，采取政府购买服务的方式引入第三方可能是最优的选择。在医患二元关系中，医疗服务的可预测性和可竞争性较差，导致医疗服务供给的缔约成本较高。而在医疗机构、患者和第三方参与机构（如保险公司）的三元关系中，第三方可以通过市场渠道扮演商业健康保险的承保人、基本医疗保险的经办人和医疗服务机构的投资人，有利于打破公立医疗的垄断地位，形成多元化、多层次的医疗服务供给模式。通过价格机制和竞争机制让第三方充分发挥商业化的管理优势和技术优势，从事前、事中和事后三个方面降低医疗市场的交易成本，提高医疗服务的专业性和可及性。同时，凭借第三方的谈判优势有效控制医疗成本，遏制过度医疗消费，并进一步改善医患关系。政府则着重构建多层次医疗保险的制度框架，制定医疗保险政策和医疗管理政策，推进基本医疗服务的均等化，加强医疗支付、医疗质量、医院评鉴、资质审核和服务绩效等方面的政府监管，提高医疗服务对象选择的自由度和满意度。此外，重塑医疗卫生领域公平竞争的市场环境，采取税收优惠、政府补贴等方式引导更多的社会资源配置向医疗卫生领域倾斜。

（三）医疗社会保险的社会治理与政府财政的关系

医疗社会保险治理首先体现在中央政府与地方政府之间的财政关系上。美国当代著名的财政学家马斯格雷夫提出关于政府职能三个分支的划分，提供了一个现已被广泛采用的关于政府职能的分析框架（Richard A. Musgrave，1959）。这一分析框架也是分析地方政府经济作用的逻辑起点。一般认为，稳定和分配职责应分配给中央政府，而地方政府则在配置职责中起主要作用（王雍君，2007），即中央政府和地方政府在稳定、配置和分配职能中的相对作用是不同的：中央政府在稳定和分配及在分配职能中发挥主导作用，而配置职能则是地方政府应发挥的主导作用。从公共财政的角度来看，这种差异反映了地方财政职能与中央财政职能的差异。确切地说，中央政府职能的重心在于稳定和分配及再分配，地方财政职能的重心在于资源配置，而配置职能的中心议题是如何提供有效率的公共服务。

地方政府比中央政府更具备有利条件提供当地居民所偏好的公共产品，特别是对于我们这样一个经济发展水平多层次、多民族、地理复杂、文化传统多样化的发展中国家。如云南德宏州潞西市政府就比中央政府更了解当地艾滋病孤儿需要什么样的社会救助。由于信息不对称，中央政府更容易倾向于向各个辖区提供水平、标准、类型大致相同的公共服务，这样就不可能顾及各个地方的不同需要，因此缺乏效率。在医疗社会保险实践中，中央政府承担了医疗社会保险主要责任，但地方政府总是以某种方式承担医疗社会保险和社会福利的部分责任，并承担了管理和实施医疗社会保险资源配置的职能，是医疗社会保险服务的供应者。可见，中央政府和地方政府在医疗社会保险公共服务中处于"互相交织"职责重叠的状态。同时，地方政府与中央政府在医疗社会保险配置资源的目标、手段和利益等方面并不总是一致，有时甚至有些地方相悖。20 世纪 90 年代末期的社会保险制度设计中未能深思熟虑地规划地方政府与中央政府的关系，这些都是中央政府、省级政府与市级政府在社会保险资源配置中失灵的表现。合理、科学地划分地方政府与中央政府的医疗社会保险权责关系，特别是医疗社会保险资源配置中的责任是创新医疗社会保险管理体制的重要环节，是降低医疗社会保险的制度成本和提升制度效率的基础，也是医疗社会保险可持续发展的关键。

（四）医疗社会保险的地方治理分析

社会公平和正义是医疗社会保险的目的性价值，社会控制是医疗社会保险的工具性价值。医疗社会保险制度是维护社会公平和正义、实现国民共享发展成果的制度性保障，其目标是更好地增进公民的社会福祉。医疗社会保险的工具性价值主要体现在政治稳定和经济调节方面的功能。医疗社会保险制度的产生是对工业化大生产带来的经济社会变迁所产生的问题与需求的一种回应，医疗社会保险政策是作为处理这些社会问题和需要的处方而出现的。① 当前，我国医疗社会保险制度的价值取向已经发生转变：从社会控制到社会公平和正义。医疗社会保险制度促进社会公平和正义的目的性价值在中央政府层面得到强调并逐步确立，但医疗社会保险治理改革滞后于医疗社会保险制度的发展速度，地方政府的医疗社会保险制度建设依然带有很强的工具性。

经济分权与垂直的政治管理体制紧密结合的中国式分权治理模式是我国政府治理结构的核心特征。在地方政府领导升迁的"锦标赛"体制下，地方政府"一把手"任期内的短期经济目标成为重要的政府目标，而地方公共物品供给、环境保护、医疗社会保险方面的职能让位或者服务于这一目标，导致地方政府的医疗社会保险制度建设带有极强的工具性——服务于地方的短期经济增长，其医疗社会保险政策也就缺乏积极性和主动性。在缺乏全国统一管理规范的情况下，医疗社会保险管理、实施细则、制度运行在地方政府的自主空间内也都开始服从于地区竞争的需要，或者仅仅是应对社会问题的社会控制措施。在我国财政分权体制下，地方政府实际承担着医疗社会保险管理和运行的主要责任，并拥有很大的行动空间，地方政府的医疗社会保险制度建设依然体现出为对方经济增长服务的工具性特点，具有较强的社会控制色彩。中央政府的医疗社会保险公平和正义转向能否在地方政府的医疗社会保险管理和运行中得以实现，就取决于我国政府治理结构是否给予地方政府发展医疗社会保险的科学激励。② 为了提高我国经济增长的质量，促进经济增长"软实力"，实现经济可持续发展，就必须彻底实现医疗社会保险制度建设向公平和正义转向，建立覆盖城乡居民医疗社会保险体系。

---

① 彭宅文：《社会保障与社会公平：地方政府治理的视角》，载《中国人民大学学报》，2009（2）。

② 彭宅文：《社会保障与社会公平：地方政府治理的视角》，载《中国人民大学学报》，2009（2）。

（五）医疗社会保险的政府购买服务

正如医疗社会保险治理定义所说的那样，医疗社会保险治理不仅包括政府部门之间、中央政府与地方政府之间的关系，也包括政府部门与私人部门之间的关系。随着覆盖城乡居民医疗社会保险体系的迅速推进，服务对象人数也将急剧扩大。医疗社会保险全民覆盖，参加社会保险和享受最低生活保障的就有 45.84 亿人次（医疗救助等除外），经办人员就需要 103.72 万人，经办人员人数要扩大至原来的 8 倍。在各级政府严格控制行政事业编制的情况下，可以预见，医疗社会保险服务对象急剧扩大和服务需求层次的提高与医疗社会保险部门人员编制限制的矛盾将进一步凸显。要解决这个矛盾，就需要转换思维，创新医疗社会保险治理模式。医疗社会保险作为一种公共产品和服务，主要通过"政府购买服务"的方式来引导社会资源配置向医疗社会保险领域倾斜，特别是引导保险公司参与社会保险经办服务，实现管理服务流程再造，以解决人民群众对医疗社会保险需求的日益增长与政府资源不足的矛盾，最终实现"小政府，大医保"的治理目标，在这个过程中也体现了政府与私人部门的关系。

1. 医疗社会保险政府购买服务的内涵

政府购买服务也称政府购买公共服务，是指政府以合同的方式将原来由政府直接举办的为社会发展和人民生活提供的服务事项通过招投标交由有资质的社会组织来承办，政府根据该组织实施服务的数量和质量，按合同拟订的标准评估后支付费用。在医疗社会保险领域，主要是把医疗社会保险的经办服务交由保险公司等金融机构和非政府组织承办。政府购买医疗社会保险服务将调整医疗社会保险治理结构，促进管办分离，可以变"操办"为"绩效管理"，从烦琐的具体经办事务中解脱出来，将更多的精力用于医疗社会保险经办服务的规范、监督、绩效考评和绩效改进上。

在我国，政府通过购买医疗社会保险服务来引导私人部门或非政府组织特别是商业保险公司参与医疗社会保险管理服务体系是一个最新实践的理念，政府和社会各界正逐渐予以极大的关注。现在全国许多地区都在积极探索医疗社会保险"政府购买服务"实施的方法和路径。例如，江阴的新农合模式积极引导商业保险公司参与医疗社会保险管理服务体系建设，发挥市场配置资源的优势，使得商业保险公司更好地发挥其社会管理职能，提升医疗社会保险管理服务体系承载力，实现"小政府，大医保"的医疗社会保险新公共服务改革，同时也促进了商业保险和社会保险协同发展，带动了保险产业结构调整，实现了多方共赢。

2. 医疗社会保险政府购买服务的理论基础

政府购买服务是克服医疗社会保险"政府失灵"和"市场失灵"的一种选择。医疗社会保险属于公共品或准公共品，由于微观主体的有限理性和机会主义倾向会造成市场失灵，市场机制难以起到有效配置医疗社会保险资源的作用，需要政府干预，因为此时政府配置资源成本可能更低，效率可能更高。然而，由于信息不足、官僚主义的盛行、政府政策的频繁变化、缺乏市场激励、缺乏竞争、缺乏降低医疗社会保险成本的激励导向等内在缺陷，政府也会失灵，福利国家普遍面临的困境可以说明这点。在这种情况下，可以把政府购买服务看做是介于政府直接提供服务和完全私有化两个极端之间的一种折中方式，被认为是既可以克服政府直接提供服务所存在的缺陷，又可以克服医疗社会保险公共产品供给市场失灵的一个有效而可行的方法。即政府继续保留其福利投资主体和制定福利政策的角色，以克服市场失灵，但将营办服务的责任通过合同形式交给独立的营办机构，这些机构可以是营利性组织、非营利性组织等，以有效降低服务成本、增加资金渠道、提高服务质量和克服官僚现象，从而克服政府失灵，具体如图1-1所示。通过这种方式使政府与私营或其他组织形成一种合作关系，提高医疗社会保险管理服务体系管理绩效，引导更多社会资源配置向医疗社会保险领域倾斜，形成公共部门和私人部门共同承担医疗社会保险责任的良好局面。只有明确了政府与市场各自在医疗社会保险领域中的角色与定位，使政府和市场两种资源配置机制扬长避短，相互补充，相互促进，才能实现医疗社会保险资源的有效配置。

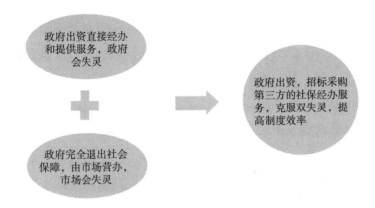

图 1-1 政府购买医疗社会保险服务理念的理论基础

政府购买服务是实现医疗社会保险新公共服务的内在要求。一方面，自 20 世纪 70 年代以来，西方进入了人口老龄化社会，医疗保障人口增长必然使得医疗社会保险财政开支节节攀高；另一方面，人们对医疗社会保险的刚性需求使得财政不堪重负。由于西方社会的政党执政施行全民选举，任何政党都不会轻易执行削减社会福利开支政策，否则就会引起政坛权力更迭或公民游行示威。这就使政府医疗社会保险财政开支越来越大，甚至导致财政赤字危机。我国人口多，底子薄，政府医疗社会保险资源有限。因此，需要转换观念，构建新的医疗社会保险治理模式。例如，通过政府购买服务，引导社会资源配置向医疗社会保险事业倾斜，吸引社会力量参与医疗社会保险体系建设，弥补政府医疗社会保险资源不足，起到"四两拨千斤"的作用，同时也能解决随着我国医疗社会保险体系社会化的推进而导致的医疗社会保险行政部门机构臃肿问题，实现"小政府，大医保"的治理目标。再加上政府提供的公共物品具有垄断性、产出测定困难、免费或低价等特点，使政府缺乏提高制度效率的压力，而公众又难以实施对政府的监督，而且由于政府职能扩大使得政府组织更加复杂和难以协调。其直接后果是政府形象大受影响，从而使民众对政府的信心下降，出现政府信任和管理危机。"新公共服务"最显著的特征是将市场机制引入政治领域，采用商业管理的理论、方法和技术，引入市场竞争机制，提高公共管理水平及公共服务质量。主张公共部门要运用私营部门的管理方法和技术，即政府应如何适当地做事，①提倡政府职能的分离，政府着重制定公共政策，在此基础上引入竞争机制，实现公共物品提供的多元化，并借鉴私人企业的一些管理方法，提高公共物品和服务的提供效率。② 可见，可通过政府购买服务方式，利用市场机制推动医疗社会保险服务市场化，即将市场竞争机制引入政府医疗社会保险经办业务，实现经办服务的最佳供给和资源的有效配置。将原来由政府承担的一些经办服务职能转移给非政府组织、一些私人部门和社会自治组织等，它们都将成为医疗社会保险产品及服务的供给者，为提供相同的医疗社会保险公共服务展开竞争，从而提高资源配置效率。政府通过对社会组织的利用和管理，实现医疗社会保险公共服务的社会化。医疗社会保险经办服务的市场化和社会化，有助于缓解公众日益增长的服务需求与政府垄断服务供给不足的深层次矛盾，提高医疗社会保险服务的供给效率，满足公民对医疗社会保险服务的多元化需求。在这一过程中，政府从医疗社会保险产品和服务供给的垄断者转变为利益调解者、激励者，是"舵手"和"裁判"，而不是"划桨者"和"球员"，是授权而不是提供具体医疗保障服务。政府必须与非政府组织、私人部门、公众一起来共同治理，推进医疗社会保险经办服务的市场化和社会化，让服务对象自己选择公共服务，提高服务对象的满意度和医疗社会保险的资源配置效率。

---

① 欧文·E. 休斯、张成福：《公共管理导论》，王学栋等译，71 页，北京，中国人民大学出版社，2007。

② 魏静：《中国地方政府购买服务——理论与实践研究》，上海交通大学硕士论文，2008。

三、国家和云南省政府支持保险业服务医改的政策

在我国大力推进医药卫生体制改革、建立健全多层次全民医疗保障体系的时代背景下，商业保险与社会医疗保险有机融合、协调发展就成为改革能否成功的关键。国家也逐步认识到商业保险服务医改的战略意义，出台了一系列鼓励商业保险参与社会保险经办管理服务、城乡居民大病保险、健康保险建设的政策性文件。

（一）国家支持保险业服务医改的政策分析

2006 年，国务院颁布了《国务院关于保险业改革发展的若干意见》（国发〔2006〕23 号，以下简称"国十条"）。其中提出，"大力推动健康保险发展，支持相关保险机构投资医疗机构。积极探索保险机构参与新型农村合作医疗管理的有效方式，推动新型农村合作医疗的健康发展"。首次明确了商业保险在完善多层次社会保障体系中的重要作用，充分肯定了商业保险机构参与运行新农合的模式。

2007 年，卫生部、国家中医药管理局和中国保监会下发了《关于推动医疗责任保险有关问题的通知》（卫医发〔2007〕204 号）。该文件充分肯定了医疗责任险在化解医疗风险中的重要作用，要求加强沟通合作，按"保本微利"的原则积极推动商业保险公司承办医疗责任保险的有关工作。

2009 年 3 月，《中共中央　国务院关于深化医药卫生体制改革的意见》（中发〔2009〕6 号）明确提出："积极提倡以政府购买医疗保障服务的方式，探索委托具有资质的商业保险机构经办各类医疗保障管理服务。"这充分体现了国家倡导"政府主导与引入市场机制相结合"的原则精神，形成了由政府负责筹资、向商业保险机构购买医疗保障管理服务的发展趋势。2009 年 6 月，中国保监会出台了《关于保险业深入贯彻

医改意见积极参与多层次医疗保障体系建设的意见》（保监发〔2009〕71号）。该文件明确提出："积极参与基本医疗保障经办管理服务，完善管办分离的运行模式。积极探索参与医疗服务体系建设，不断提高保险业健康保障服务能力。"这不仅指明了商业保险参与社会医疗体系建设的具体途径，还规定了商业保险机构经办机构的资质和标准。

2012年3月，国务院发布《"十二五"期间深化医药卫生体制改革规划暨实施方案》（国发〔2012〕11号），再次强调探索整合基本医疗保险制度管理职能和经办资源，在确保基金安全和有效监管的前提下，按照管办分离的原则，鼓励以政府购买服务的方式，委托具有资质的商业保险机构经办各类医疗保障管理服务。2012年4月，卫生部等四部委下发《关于商业保险机构参与新型农村合作医疗经办服务的指导意见》（卫农卫发〔2012〕27号）。该文件坚持"保本微利"的原则，确定了商业保险机构参与新农合经办服务的介入方式，并详细规定了商业保险机构参与的准入条件和管理机制。2012年8月，国家发展改革委、卫生部等六部委又联合发布了《关于开展城乡居民大病保险工作的指导意见》（发改社会〔2012〕2605号），该文件的发布标志着推进商业保险机构参与经办工作取得重大突破。一方面，该文件明确了商业保险公司承办城乡居民大病保险的合法地位和具体方式；另一方面，严格制定了商业保险机构的基本准入条件，规范了大病保险招标投标程序与合同管理，并对商业保险机构承办大病保险的保费收入免征营业税。

2013年3月，中国保监会发布了《保险公司城乡居民大病保险业务管理暂行办法》（保监发〔2013〕19号）。该文件从经营资质、投标管理、业务管理、服务管理、财务管理、风险调节、监督管理、市场退出等方面对商业保险公司开展大病保险业务作了详细的规定，进一步规范了保险公司的经办行为，这有利于促进城乡居民大病保险的健康发展。2013年9月，国务院下发《国务院关于促进健康服务业发展的若干意见》（国发〔2013〕40号）。该文件再次强调政府购买社会服务的重要性，要求推进商业保险公司承办城乡居民大病保险业务，并在完善基本医疗保障制度、稳步提高基本医疗保障水平的基础上，鼓励商业保险公司提供多样化、多层次、规范化的产品和服务，发展与基本医疗保险相衔接的商业健康保险，加快健全全民医保体系。

2014年5月，国务院下发《关于印发深化医药卫生体制改革2014年重点工作任务的通知》（国办发〔2014〕24号）。该文件明确要求推进城乡居民基本医保制度整合，鼓励商业保险机构参与各类医保经办和发展商业健康保险，创新社会资本办医机制，鼓励保险公司设立医疗机构和参与公立医院改制，并探索通过委托商业保险经办等方式推进异地就医结算管理和服务。2014年7月，《关于加强医疗责任保险工作的意见》（国卫医发〔2014〕42号）要求，"加强医疗机构、保险机构、第三方调解机构等方面的沟通合作。支持保险机构提早、全程介入医疗纠纷处理工作，多渠道调节医疗纠纷，形成医疗纠纷调解和保险理赔互为补充、互相促进的良好局面"。2014年8月，国务院又下发《关于加快发展现代保险服务业的若干意见》（国发〔2014〕29号，以下简称"新国十条"）。该意见突出了运用保险机制创新公共服务提供方式，要求政府通过向商业保险公司购买服务等方式，在公共服务领域充分运用市场化机制，积极探索推进具有资质的商业保险机构开展各类养老、医疗保险经办服务，提升社会管理效率。鼓励保险公司大力开发与基本医疗保险相衔接的各类医疗、疾病保险和失能收入损失保险等商业健康保险产品，不断完善城乡居民大病保险的受托承办工作，参与健康服务业产业链整合，设立医疗机构和参与公立医院改制等，为商业保险公司参与社会医疗保障体系建设指明了方向。2014年10月，国务院接着下发《关于加快发展商业健康保险的若干意见》（国办发〔2014〕50号）。该文件要求全面推进并规范商业保险机构承办城乡居民大病保险，逐步提高城乡居民大病保险统筹层次，与基本医保和医疗救助相衔接，提供"一站式"服务。同时，加大政府购买服务力度，稳步推进商业保险机构参与各类医疗保险经办服务，提升管理效率和服务质量。鼓励商业保险机构通过整合医疗资源和客户资源，扩大商业健康保险产品供给，这将推动保单销售和健康管理的融合成为健康产业发展中重要的业态。

（二）云南省政府支持保险业服务医改的政策分析

云南省政府结合自身实际，不折不扣地贯彻落实国家提出的支持保险业服务医改的宗旨，从以下方面制定了相关政策文件。

首先，在异地就医结算方面，云南省现已出台了《关于开展基本医疗保险异地就医服务管理试点工作的指导意见》（云政发〔2009〕127号）、《云南省基本医疗保险异地就医服务管理办法》（云人社发〔2009〕169号）和《云南省基本医疗保险异地就医服务管理经办实施办法》（云医保〔2009〕34号），鼓励商业保险公司参与基本医疗保险异地就医管理服务，规范服务流程和信息系统的建立。

其次，在大病医疗保险方面，《云南省人民政府办公厅关于建立城镇居民大病补充医疗保险的实施意见》（云政办发〔2010〕210号）、《云南省人力资源和社会保障厅关于加强城镇居民大病补充医疗保险委托管理工作的指导意见》（云人社发〔2011〕209号）以及2015年1月下发的《云南省人力资源和社会保障厅关于全面推进和完善城镇居民大病保险制度的通知》（云人社发〔2014〕302号），都要求全面推行并规范城镇居民大病保险委托商业保险机构承办的工作，通过公开招标确定经办机构和服务费用，并加强对医疗服务和医疗费用的监督管理。而《云南省加快推进城乡居民大病保险试点工作方案》（云政办函〔2014〕91号）则进一步提出了引导商业保险机构积极控费的考核奖励机制。

再次，在拓展商业保险公司服务领域方面，云南省政府办公厅《关于印发云南省深化医药卫生体制改革2014年重点工作任务的通知》（云政办发〔2014〕41号）和《云南省人力资源和社会保障厅关于进一步完善城镇职工基本医疗保险个人账户购买重大疾病商业补充保险工作的通知》（云人社发〔2014〕60号），开始探索商业保险机构参与补充医疗保险、长期护理保险等商业健康保险产品的设计研发和管理机制，鼓励职工医保参保人员将个人账户累计结余超过1 000元以上的部分用于为本人或其直系亲属购买重大疾病商业补充保险，从而盘活基本医疗保险结余基金，满足各州人民群众多样化的健康保障需求。

最后，在医疗责任保险方面，《关于推动医疗纠纷人民调解和医疗责任保险的意见》（云司法〔2010〕117号）和《关于进一步做好医疗责任保险工作有关问题的通知》（云卫发〔2011〕3号）对商业保险公司全面开展医疗责任保险业务进行了规范，并强调发挥保险公司在处理医疗纠纷中的重要作用。

综上所述，在基本医疗保障体制运行中引入商业保险运作机制，鼓励发展商业健康保险，拓展政府与保险公司的合作空间，有利于基本医疗保险与补充医疗保险实施一体化管理、一站式服务，使得城乡居民享受到更高水平的医疗保障和更全面的医疗服务。以上文件的出台，不仅为商业保险公司经办基本医疗提供了良好的运行条件，提高了其参与社会管理的积极性，还明确了保险公司参与全民医疗保障体系建设的具体要求和主要工作，为商业保险机构承担基本医疗保险业务、大病保险业务和健康保险业务起到了重要的指导和规范作用，也标志着我国自此进入了商业健康保险与基本医疗保险融合发展的新时代。

第二章　国内外保险业服务
医改经验借鉴

一、国外经验

（一）保险业在社会医疗保障体系中的功能模式分析

社会医疗保障体系改革问题是世界各国面临的普遍难题，其已经成为各国党派参与国家政权选举的重要议题。商业保险参与社会医疗保障体系改革是指根据本国社会医疗体系模式，充分发挥商业保险功能补充、医疗融资和社会治理的功能和作用，建立和完善本国多层次的社会医疗保障体系。保险业参与社会医疗保障体系改革成功的关键在于对建立符合本国多层次的社会医疗保障体系模式的商业医疗保险服务路径的选择。总结各国社会医疗保险体系发展特点，商业医疗保险在社会医疗保障体系中的功能和作用可以总结为基本保障、替代保障、补充保障、附加保障四种模式，具体情况如表2-1所示。

表2-1　　　商业医疗保险在社会医疗保障体系中的功能模式

模式分类	基本保障	替代保障	补充保障	附加保障
功能模式 所属国家	西班牙 奥地利 德国 美国 荷兰	希腊 墨西哥 英国 芬兰 爱尔兰 意大利 澳大利亚	丹麦 法国 瑞典 土耳其 中国	加拿大 韩国 波兰 瑞士 日本 以色列

资料来源：瑞士再保险公司。

　　基本保障模式以较为发达的社会医疗保障制度为基础，以商业保险作为国家主体制度。基本保障模式是指将商业医疗保险作为国家主要的医疗保险保障模式，它强调市场的调节作用，商业医疗保险为大多数民众提供多层次、多样化和个性化的医疗保险保障产品，满足不同收入群体对于医疗保险的需求，国家通过立法和财税政策鼓励和提倡民众购买商业医疗保障为其主要的医疗保障。政府提供的社会医疗保险并非覆盖全体国民，只为特定群体提供医疗保障，在社会医疗保障体系中发挥特定补充或补缺的功能作用。纵观美国医疗保障体系改革历程，都强化和突出了商业医疗保障的重要性。实行这一模式的国家或地区主要特点是市场经济高度发达，市场意识规范，商业医疗保险专业化水平较高，政府建立的公立医疗机构较少。例如，德国有 52 家专业商业医疗保险公司可供公众选择为其提供商业医疗保险。

　　替代保障模式是将商业医疗保障作为社会医疗保险的替代作用。以英国为例，国家建立以社会医疗保障为主的国民医疗服务制度（NHS），即国民可以享受到免费或接近免费的社会医疗保险服务。英国国民医疗服务制度覆盖率高达99%，商业医疗保险发挥空间看似不大，但是鉴于目前滞后的社会医疗保险服务现状和个性化服务需求的增加，商业医疗保险的市场需求不断增长。从英国的国民医疗服务制度我们可以看出，商业医疗保险的服务人群多是具有较高收入人群，从 2010 年的统计数据来看，仍有11.7%的英国人选择购买商业医疗保险，其中 70% 是企业为员工购买。替代保障模式弱化了商业医疗保险对于社会医疗保障的补充功能，削弱了多数民众对于商业医疗保险的购买力和购买欲望。

　　补充保障模式是将社会医疗保险作为民众主要医疗保障，将商业医疗保险作为重要的补充医疗保障，即将社会医疗保险作为全国覆盖的主要医疗保障，并鼓励和支持商业医疗保险为有需要的民众提供多样化、多层次、全方位的医疗保险保障，满足其个性化需求。以我国为例，国家积极推行基本医疗和大病医疗保险全面覆盖的同时，鼓励和支持保险业通过政府购买服务模式参与社会医疗保障体系改革，提倡通过建立多层次社会医疗保险进一步完善社会医疗保障体系。

附加保障模式是指政府建立社会医疗保险作为国家主要社会医疗保障制度的构成，强化国家社会医疗保险的主导作用，通过法律强制国民必须加入社会医疗保险制度，将商业医疗保险仅作为附加补充医疗保险，政府鼓励个人购买商业医疗保险作为补充，但不作为主要的医疗保险保障。以日本为例，日本政府通过全民医疗保险制度，强制必须加入社会医疗保险。这种保险制度也带来也一些弊端，日本医疗保险的资金主要来自投保企业和个人交纳的医疗保险及国家财政补贴。但是政府管理的健康保险已经连续 8 年赤字。为改变这种状况，日本政府 2015 年提出了"医疗制度改革大纲"，主要通过增加患者负担的医疗费来缓解赤字。

（二）美国保险业服务社会医疗保障体系改革经验借鉴

1. 美国社会医疗保障体系分析

美国历届政府对社会医疗保障体系改革的焦点主要集中在两个地方：一是扩大医保覆盖面积，让更多的人享受到普惠医疗保障；二是降低高昂的医疗费用。总体而言，20 世纪 70 年代以前，美国政府意在扩大医保覆盖面；而 20 世纪 70 年代后期把绝大部分精力放在降低医疗费用方面。商业保险业参与社会医疗保障体系的改革主要是在 2009 年奥巴马政府执政开始的。

美国的社会医疗保障体系主要由三部分构成，即政府医保、雇主医保和个人投保。政府医保即部分或全部由政府提供费用的医保，主要包括：联邦医疗保险计划、联邦医疗援助计划、联邦儿童医疗保险计划以及军人及其家属和少数民族享受的免费医疗。雇主医保是雇主为雇员提供的契约型医保，非法律强制。个人投保是公民个人根据需要进行购买的。美国社会医疗保障体系中，政府医疗保障覆盖率占比为 27%，以雇主保险为主的团体保险覆盖率占比为 55%，以私人保险为主的商业健康险和个人保险覆盖率占比为72%，具体情况如图2-1所示。

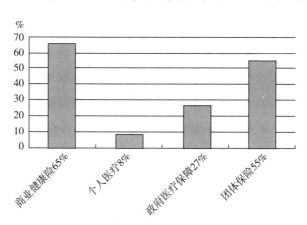

图2-1　美国社会医疗保障体系构成及覆盖率

2. 美国奥巴马政府对于社会医疗保障体系改革内容

奥巴马政府对于社会医疗保障体系的改革主要是通过以下几个方面：一是对保险业加强监管。要求保险公司必须接受所有申请者，不得以"既往病史"为由提高保费，必须提供联邦政府规定的最低保费保险产品。二是进行支付方式改革。根据病患实际情况收费代替以往的按服务项目数量收费；扩大对富人阶级的征税额度，用于支持穷人的医疗保险。三是斥资近9 000亿美元推动医改。联邦政府对困难群体提供补助，大型企业必须为员工购买医疗保险。四是奥巴马政府计划在执政的期间的10年内，实现社会基本医保覆盖率达96%。这就要求大多数美国人购买医疗保险，并将雇主保险法律化，经济能力不足的个人和小公司由联邦政府进行补贴。五是在扩大基本医疗保险覆盖面的前提下，允许民众自由购买国家医疗保险和商业医疗保险，并在两者之间建立自由转换机制。使用标准化的电子医疗信息技术，使民众的病例电子化，免去了再次复查的费用。

3. 美国保险业服务社会医疗保障体系改革的经验借鉴

奥巴马政府医改的主要目标是扩大医保覆盖率以及降低高昂的医疗

费用，扩大医疗保险的公平性。其中一些主要条款对于购买私人长期护理保险比较有利。例如严禁以有既往病史为由拒绝投保人投保、向小企业和无能力支付者提供税收优惠和联邦补贴、改革支付费用和限制人头费等。奥巴马政府改革法案加强了政府对医疗保险市场的干预力度，因此也触动了一些大利益集团的神经，这就是医疗保险体系改革方案在美国很难通过的原因，但对于一般民众来说，法案对于个人购买私人医疗保险具有极大的好处。

从奥巴马政府对社会医疗保障体系的改革来看，纯粹的市场经济是行不通的，没有政府的宏观调控，资本的本质便会吞噬毫无反抗能力的弱小竞争者。维护国家稳定，防止两极分化，不仅是对各个阶层收入水平的要求，客观上还将人民应得的生存权、发展权和健康权等紧密地联系在一起。充分发挥国家宏观调控，加强对保险业的政策指引和监督，做到保险政策向中低收入者倾斜，国家财政转移支付向欠发达地区倾斜，但不损害保险公司利益。加强国家对贫困地区和中低收入者的转移支付力度，在财政力所能及的情况下满足他们对护理险的基本需求，如康复治疗、健康服务管理等。

（三）德国保险业服务社会医疗保障体系改革经验借鉴

1. 德国社会医疗保障体系

德国的社会医疗保险体系有社会医疗保险和商业医疗保险两者组成。德国是世界上最早实施社会保障制度的国家，拥有相对发达和完善的医疗保险体系。德国现行医疗保险体制以法定医疗保险为主、商业医疗保险为辅。一定收入以下的人有强制性义务，在359个法定医疗保险公司中选择一家参加保险；而收入超过该标准的人可以自由选择加入法定医疗保险或私人医疗保险。德国几乎所有国民被接纳到医疗保险体系中，其中约90%参加了法定保险，约8%参加了私人保险。

德国政府规定，月收入低于5 700马克（合24 909元人民币）的德国公民必须参加社会医疗保险，月收入高于 5 700 马克的德国公民可自由选择参加社会医疗保险还是商业保险。德国总共有 8 300 万人口，1% 左右的人参加了商业医疗保险，有 52 家商业医疗保险机构为人们提供商业医疗保险。参加商业医疗保险的投保人，可以拿着保险单去看感冒、拔牙等，享受最好的医疗待遇。在德国，98% 以上的人参加了社会和商业医疗保险。

2. 德国社会医疗保障体系改革内容

德国是世界上医疗费用支出最高的国家之一。随着时代的发展和德国社会经济结构的变化，德国医疗保险体系也面临严峻挑战。首先，收缴保险费的增长速度赶不上医疗保险费用支出的增长速度，收入、支出的矛盾日趋尖锐；其次，德国医疗保险体系完全在国家监控之下运转，内部竞争不足，存在大量资源浪费、效率低下的问题。

为解决医疗开支迅速增长的问题，德国实施了一系列改革方案：一是德国从 2004 年开始实施《法定医疗保险现代化法》，对医疗保险体系的主要支柱——法定医疗保险制度进行大刀阔斧的革新。二是鼓励投保人积极参与商业保险公司提供的疾病预防和及早诊治计划，并且要求投保人个人承担部分医疗费用。三是开源节流，增加医疗保险收入，减少支出。其主要做法是，将原来的基本免费医疗改为收取部分费用，取消不应有基本医疗保险支付的项目，成立药品质量与经济性检验中心，为医生提供有效的药物清单。四是改革社会医疗保险体制结构，引入商业保险公司，增强市场竞争机制，增强透明度，提高医疗服务的效率和质量。五是保护商业医疗保险公司的商业利益，规定商业医疗保险公司可以根据物价上涨随时调整保费。

3. 德国保险业服务社会医疗保障体系改革的经验借鉴

德国对于保险业服务医疗保障体系改革的成功经验具有以下四点：一是鼓励投保人积极参与商业保险公司提供的疾病预防和及早诊治计划，进行疾病发病的事前风险控制，减少社会医疗保险费用的开支；二是改革社会医疗保险体制，引入商业保险公司，增强市场竞争机制，提高医疗服务效率和质量；三是保障商业保险公司利益，引入保费调节机制，规定商业保险公司可以根据药品价格进行保费调节；四是突出商业保险公司服务优势，区别社会医疗保险和商业医疗保险之间的差异化服务，突出商业医疗保险在保障范围和医疗待遇的优势，强化商业医疗保险的补充功能和服务优势。

德国商业医疗保险的范围要比社会医疗保险的范围广，保险的内容包括门诊、住院、牙科、康复医疗等，几乎覆盖了所有病种，保险的方式有全额医疗保险、费用型医疗保险等。德国社会医疗保障体系的改革突出了商业医疗保险对于社会医疗保险的补充功能和服务优势，提高了承保人购买商业医疗保险的购买欲和购买力，既提高了承保人的保障程度和医疗待遇，也促进了商业保险公司的发展。

（四）澳大利亚保险业服务社会保障体系改革经验借鉴

1. 澳大利亚社会医疗保障体系

澳大利亚的社会医疗保障体系与其他欧洲国家类似，主要由社会医疗保险和私人医疗保险组成。在澳大利亚社会医疗保险与私人医疗保险相结合的模式下，人们普遍享受的仅仅是公立医院提供的"适当"形式的入院治疗与门诊治疗，患者无自由选择医生的权利。如果患者需要进行非急需的手术，必须在公立医院中等待较长时间。公立医院的资金来源于联邦与地方政府的税收以及由工资税扶持的强制性医疗保险（NHI）。一般的普通医疗服务由私人医生提供，私人医疗服务也包括在NHI当中，且NHI也规定了薪酬数额。澳大利亚政府鼓励高收入者享受超出"适当"医疗服务项目的私人医疗保险，患者不仅可以自由选择公立或私立医院就诊，还可以享受更高水平的设施与医疗服务，但必须支付额外费用。

在澳大利亚卫生总费用构成中，政府占比为68%（联邦政府占比为

46%，州政府占比为22%），个人和私立医疗保险占比为32%。联邦政府主要承担卫生服务的筹资与资金分配；州政府主要承担卫生服务的行政管理与提供，为人们提供切实的医疗服务（包括大多数急性病和精神病患者的住院治疗）及多种社区和公共卫生服务（包括学校保健、口腔保健、母婴保健、职业保健、疾病控制和各种健康检查）；地方政府承担的主要健康责任在环境控制方面（如垃圾的处理、洁水的供应和健康检查等），及家庭卫生保健服务和预防性个人免疫服务。

2. 澳大利亚保险业服务医疗保障体系改革内容

澳大利亚对于社会医疗保障体系的改革主要通过一系列的方案和措施去体现社会医疗保险的公平性、普惠性、全面性。具体做法如下：一是通过医疗照顾（medicare）、药品补贴计划（PBS）、医疗保险安全网，确保公民无论贫富都能公平地享受医疗服务，体现社会医疗保险的普惠性；二是利用税收的强制性保证了资金的收缴，并通过征收个人所得税和医疗费用的转移支付，缩小了贫富差距，体现社会医疗保险的公平性；三是医疗保险制度除了覆盖治疗项目，还覆盖与健康有关的预防医疗、健康教育、老年护理、母婴健康、残疾人照顾等，体现社会医疗保险的全面性。

对于商业保险业参与社会医疗保障体系改革的内容主要有以下三点：一是出台私人医疗保险激励计划。购买商业医疗保险的年限越长，费率越低，还可享受政府补贴。二是增收商业医疗保险附加税。如果收入超过一定水平而没有购买商业医疗保险，政府要征收医疗保险附加税，目的是推动高收入群体购买商业医疗保险。三是终身医疗保险制度互为补充。前项措施一正一反，旨在鼓励引导居民购买私人医疗保险，后者则进一步保证了参保人群的长期稳定，从而有效地平衡公立医疗、私人医疗服务的需求和利用。

3. 澳大利亚保险业服务社会医疗保障体系改革经验借鉴

总结澳大利亚保险业服务社会医疗保障体系改革内容，主要有以下几点经验可以借鉴：一是推动人民群众对于商业医疗保险的购买力。出台私人医疗保险刺激计划，购买商业保险的年限越长则费率越低，并可享受国家补贴。二是鼓励高收入人群购买商业医疗保险。通过增收商业医疗保险附加税，半强制中高收入群体购买商业医疗保险。三是出台财税扶持机制，对于商业保险公司给予一定的税前优惠，根据经营业务的性质，确定不同的财税待遇，可将个人或团体购买商业医疗保险的费用列为税前支出，政府对购买商业医疗保险的费用给予适当补贴，降低其运营成本。四是支持商业保险公司建立专业医疗保险公司，开发针对于低中收入群体的医疗保险险种，满足不同人群的需求，完善多层次的医疗保险保障体系。

澳大利亚对于保险业服务社会医疗保障体系改革的推动措施为我国提供了许多可供借鉴的经验。在我国，建立完善的社会医疗保障体系需要政府和商业保险公司双方共同努力，政府要通过出台包括财税、立法、补贴等多种政策去支持商业医疗保险的发展，保险公司则需要通过提高专业化程度、开发多层次产品来鼓励人民群众购买商业医疗保险。

（五）国外保险业服务医疗保障体系改革经验总结

通过借鉴美国、德国"基本保障"模式及澳大利亚"替代模式"在保险业参与社会医疗保障体系改革的成功经验，结合我国商业医疗保险作为"补充模式"的特点和我国商业医疗保险发展现状，为云南省商业保险参与社会医疗保障体系改革的政府层面和保险公司层面提出合理化和科学化的建议。

1. 政府层面

政府作为社会保障体系的主要政策的制定者和主要模式的推动者，应支持和引导商业保险公司参与社会医疗保障体系建设，具体措施如下：一是充分发挥国家宏观调控，加强对保险业的政策指引和监督，做到保险政策向中低收入者倾斜，国家财政转移支付向欠发达地区倾斜，但不损害保险公司利益。加强国家对贫困地区和中低收入者的转移支付力度，在财政力所能及的情况下满足他们对护理险的基本需求，如康复治疗、健康服务管理等。二是通过立法强化商业医疗保险的补充功能。发达国家首先通过立法为商业保险公司服务社会医疗保障体系提供可供依靠的法律准则，我国在这方面有所欠缺。三是应出台关于商业保险公司经办服务考核力度的相关政策。尤其是加大关系老百姓福祉的城乡居民大病保险开展情况的考核，落实已有财税支持政策，如落实商业健康险税收优惠政策。四是建立统一信息平台。信息平台使用标准化的电子医疗信息技术使病患病例电子化在医院之间传送，免去了再次复查的费用。五是鼓励投保人参与商业保险公司的健康管理服务，进行"事前风险控制"。鼓励投保人积极参与商业保险公司提供的疾病预防和及早诊治计划，进行疾病发病的事前风险控制，减少社会医疗保险费用的开支。六是改革社会基本医疗保险体制，引入商业保险公司服务模式，增强市场竞争机制，提高医疗服务效率和质量。七是保障商业保险公司利益。以大病医疗保险为例，引入风险共担机制，规定商业保险公司可根据经办项目盈亏情况调节承保方案。八是鼓励高收入群体购买商业医疗保险。通过增收商业医疗保险附加税，半强制中高收入群体购买商业医疗保险。九是推动人民群众对于商业医疗保险的购买力。出台私人医疗保险刺激计划，购买商业保险的年限越长则费率越低，并可享受国家补贴。

2. 公司层面

保险公司作为服务社会医疗保障体系改革的主要参与者和执行者，应充分了解商业医疗保险补充医疗、社会治理的功能。具体措施如下：一是加强与政府之间的沟通并及时向政府汇报，逐渐提高政府主动运用商业保险减轻政府社会管理负担的积极性，拓展保险公司与政府的合作项目，为转变政府职能和建设多层次医疗保障体系开辟新路径。二是突出商业医疗保险优势，区别社会医疗保险和商业医疗保险之间的差异化服务，突出商业医疗保险在保障范围和医疗待遇的优势，强化商业医疗保险的补充功能和服务优势。三是提升自身专业化运作水平，通过专业化风险管控机制和客户服务体系，为经办项目提供事前、事中和事后的风险手段，节约社会医疗保险保障基金的支出，为客户构建电子信息档案，并为其提供健康管理服务，满足个性化需求。四是开发针对于低中收入群体的医疗保险险种。保险业服务医疗保障体系改革的途径在于利用商业健康险提供的产品，充分利用其服务医疗保障体系改革中的参与机会，发挥其社会治理的功能，提高政府购买力，使多数人享受到多层次、高水平的医疗保障。五是强化业务经办的功能优势。保险业应将其在商业医疗保险经办项目中硬件、软件、创新、监管四个方面的功能优势作为突破口，强化其参与社会治理的功能，为扩展社会医疗保险服务经办项目奠定基础。

二、国内其他省市经验

（一）中国人寿承办大病保险业务的经验

1. 辽宁分公司承办情况介绍

（1）基本情况

从承办情况来看，辽宁全省共有 14 个省辖市、100 个县（市、区），总人口达 4 271 万人，农村居民有 1 915 万人。已承办了两年的农村居民大病业务，在 2013 年 1 月 30 日的项目竞标中辽宁分公司获得了独家承办权。

从经营情况来看，省对省协议约定缴费标准每人不低于 15 元，盈利率控制在 5% 以内，成本率控制在 10% 以内，起付线 10 000 元，赔付比例为 50%，医疗费范围为合规医疗费，盈亏平衡点为净赔付率为 85%。各市协议筹资标准为 15 ~ 20 元，成本率为 3% ~ 10%，盈利率为 3% ~ 5%。

2013 年辽宁省农村居民大病实现保费收入总计 231 214 549.96 元，

累计 37 006 人次得到大病补偿，累计补偿金额 173 228 905. 11 元，平均赔付率为 74. 92% 。最终综合赔付率约为 83% 。

（2）主要做法

第一，落实大病理赔结算"一站式"服务，方便农民理赔，满足政府便民要求。一是在新农合定点医疗机构提供"一站式"即时结算服务；二是在农合办提供"一站式"理赔服务。

第二，借助政府公共信息管理系统，完成保障"一站式"理赔服务的信息系统搭建。在即时结算新农合补偿的同时，结算大病理赔给付，再通过公司大病系统与新农合系统的对接或数据传输完成大病理赔在公司的核算。

第三，简化理赔手续，入村宣导，上门服务，把政府的惠民政策实实在在落在农民头上。一方面，通过媒体广告、驻村保险代理人多方通知农民；另一方面，简化理赔手续，提供上门服务。销售人员、收付费人员组成送款小组，直接入村入户送赔款。

第四，与新农合深度合作，强化医疗过程管理，加强大病保险的风险管控。一是与农合办合署办公，合署办公人员取得农合办的授权，参与农合办组织的在新农合联网定点医疗机构救治农民医疗过程的网上审核、入村调查、入院巡查。二是借助公司遍及全国的调查系统平台，对不在新农合联网管理范围、农合办鞭长莫及的异地就医实施医疗核查。

第五，实行单独核算，防范经营风险。设立了专属资金账户，资金管理实行收支两条线，独立封闭运行。同时，设立大病保险省、市两级成本管理中心。

2. 山东分公司承办情况介绍

从基本情况来看，该公司共承办山东 8 个市的新农合大病保险业务，参保人口 3 287 万人。2013 年收取大病保险资金 4. 93 亿元，共为 16. 1 万名参保患者提供了 33. 3 万次理赔服务，赔付金额 4. 86 亿元。截至 2013 年末，山东分公司全面完成了与各统筹区域新农合系统的对接工作，在348家医疗机构实现了即时结报。其中县、市级以上医疗机构207家，符合大病保险治疗条件的乡镇级医疗机构141家。在工作开展上，采取了以下9项措施：（1）设立专业机构，配备工作人员。（2）加强培训指导，促进经验交流。（3）核定赔付目录，完善相关制度。（4）加强政府沟通，建立协调机制。（5）实施系统迁移，推进系统对接，实现即时结报。（6）努力做好大病保险非即时赔付工作。（7）配合政府做好宣传工作，充分利用有利契机，提升中国人寿社会形象。（8）发挥公司专业优势，积极为政府建言献策。 （9）加强风险管控，坚持依法合规经营。

主要经验：一是服务工作起步快。在自上而下的高度重视下，A公司大病保险管理服务工作高效推进，创造了山东省的多项第一：山东省新农合大病保险补偿第一案，山东省县区合署办公第一"牌"，山东省新农合大病保险即时结报第一案。二是即时结报占比较高，模式好，理算效率高。大病保险案件在即时结报窗口理算时间一般为10秒左右，同时实现了大病患者在医院窗口"一站式"办理新农合补偿和大病保险补偿。三是医疗风险管控成果显著。四是主动追补服务效果好。五是政府放心，群众满意，公司形象提升。评估专家对大病患者进行了医院现场访谈和电话随机调查，受访群众对中国人寿的工作给予高度评价，满意度为100%，多家媒体对该公司大病保险服务开展情况进行了专题报道。

3. 河南分公司承办情况介绍

河南省覆盖人口达7 000万人，保费规模近10亿元。其中，全省新农合大病保险一单中标15个地市和直管县，承保人数4 800多万人。早在2000年末，河南洛阳就启动实施城镇职工基本医疗保险制度，这是在基本医疗保障的基础上，对大病患者发生的高额医疗费用给予进一步保障的一项制度性安排。大病保险与基本医疗保险相得益彰，充分凸显城镇（职工）居民医疗保险制度的优越性。2007年9月，洛阳作为全国首批 79 个城镇居民基本医疗保险试点城市之一，启动实施了城镇居民基本医疗保险制度，并同步建立了城镇居民大病保险制度。通过具体的实践，该公司提出大病保险的创新模式。自建立城镇职工（居民）大病保险制度以来，为了解决参保人员报销环节多、垫付资金数额大、报销医疗费用时间长等问题，洛阳采取了费用同步结算、委托经办、大病"二次报销"等做法，有效地解除了大病患者的后顾之忧。

主要经验做法：

一是优化结算办法，实现大病保险与基本医保同步结算、即时报销。参保住院患者出院时只需支付个人应负担费用部分，其余应由基本医疗保险统筹基金和大病保险赔付的部分，分别由社会保险经办机构和商业保险公司通过计算机网络与定点医疗机构直接结算，解决了大病患者垫资的困扰，实现了基本医疗保险与大病保险在定点医疗机构的同步结算、即时报销。

二是实行委托经办，提高工作效率。社保部门将初审业务统一委托中国人寿保险洛阳分公司经办，在政府体制以外搭建了为民服务综合平台，实现一站式服务，减少了患者看病就医报销环节，受到群众欢迎。同时加强监管，确保委托经办质量，采取了居民医保结算医院审核直补、商业保险初审、社保部门复审、审计部门审计、政府年度考核、广大群众监督等监管措施，保证了委托经办工作的健康发展，确保了患者大病医保报销经办的质量。

三是建立大病自付补助和"二次报销"制度。按照原有的大病保险政策，基本医疗保险报销比例为 60%，城镇居民参保患者合规的住院医疗费用额度在 20 万元以上的部分，才能得到大病保险的报销，而这样的患者不多且能报销的费用很少。洛阳从 2012 年 1 月 1 日起，及时调整了城镇居民大病保险的有关政策，对城镇居民基本医疗保险报销后个人负担的合规费用在 6 000 元以上的部分给予"二次报销"，提高了大病保险报销额度。

四是实行患者异地就医委托结算。洛阳市与商业保险公司联手,利用商业保险公司网络遍布全国的优势,先后在全国大部分城市实现了异地就医基本医保和大病保险费用报销的同步结算,基本满足洛阳市参保人员异地就医需求。

五是提高学生、儿童重大疾病保障水平,确保不因病返贫。从 2012 年 1 月 1 日起,洛阳市提高学生、儿童重大疾病保障水平,政策规定"18 周岁(含 18 周岁)以下的参保城镇居民和各类在校学生患白血病或先天性心脏病的,住院时所发生的起付线以上进入统筹基金支付范围内的医疗费用,由城镇居民医保基金按 90% 的比例支付,个人负担 10%",真正起到了大病保险作用。

六是积极探索实施单次住院"二次报销"与年度累计住院"再次报销"相结合的政策,进一步提高对重大、特大疾病患者的医疗保障水平。"二次报销"政策是对全体大病患者的一种"普惠式"保障,而个人年度累计负担的医疗总费用的"再次报销",则体现了对重特大疾病患者的"照顾式"保障。

(二)中国人保健康承办大病保险业务经验

1. 广东"湛江模式"主要做法及取得成效

(1) 主要做法

第一,打破城乡分割,建立城乡一体化医疗保障体系,促进公平,提高效率,创建和谐。之前,湛江市新农合和城镇居民医保两套体系独立运行,两种医保制度缴费标准不同,以各县(市、区)为单位进行统筹,统筹层次低:一是基金调剂能力差,保障水平低且不统一。二是就医报销手续烦琐。三是管理成本高,服务跟不上。由此导致参保人数少,参保率低,逐步形成恶性循环。2007 年 9 月,湛江市政府启动城乡居民医保一体化改革,人保健康积极参与,发挥产品精算、风险管控、理赔服务等专业优势,为市政府提供了一整套经办管理基本医疗保险和补充大额医疗保险的方案设计，推进了医保改革顺利进行。2009 年 1 月，湛江市建立城乡居民一体化医保制度将新农合和城镇居民医疗保险并轨运行，并且实现了地市级统筹，在提高群众保障水平的同时，也很好地解决了上述问题，群众满意度提高，参保率提高。

第二，引入保险机制，建立商业保险机构经办医疗保障服务的新模式。在政府组织领导下，将商业保险机制引入政策性医疗保险体系改革中，从而放大政策效应，扩大投保面，提高保障水平。基本模式是，在缴费不变的情况下，将城乡居民基本医疗保险个人缴费部分进行分拆，85% 用于基本医疗保险支出，15% 用于购买人保健康公司的大额医疗补助保险。在这一模式下，地方政府把医疗保险的经办管理委托给保险公司，并制定管理规则。保险公司作为基本医疗保险的管理者和补充医疗保险的经营者，发挥自身优势，既提高了基本医疗保险的管理和服务水平，又实现了补充医疗保险的市场化和专业化运作。医疗体系改革以来，湛江市全民医保项目覆盖全市下辖的各县（市、区），累计承保 644 万人，占全市总人口的比重超过 85%。

第三，发挥各方优势，建立一体化的管理平台。一是建立一体化服务平台。社保部门、定点医院与人保健康建立三方合作机制，各级社保部门办公大厅设立人保健康服务窗口，向参保群众提供基金征缴、凭证审核、费用报销等服务，实现了基本医疗保险和补充医疗保险的一站式管理。通过咨询热线，向参保群众提供医疗和健康管理等方面的咨询服务。二是建立一体化支付结算平台。通过开发医保管理信息系统，实现病人诊疗和费用结算信息在保险公司、社保部门和定点医院之间实时共享。依托这一平台，简化报销手续和审批流程，城乡参保群众在本地定点医院住院时，只需支付应由自己承担的部分费用即可出院，其余费用由社保部门和人保健康分别与医院直接结算。三是建立一体化资金预付和结算平台。人保健康根据精算评估结果，对定点医院采取先预付后审核结算方式，按照总量控制、按月预付、年终结算的原则，每月按实际应付款总额的80%预付给定点医院，10%作为年终结算资金，10%作为审核资金，根据赔付案件最终审核结果多退少补。

第四，实施全程监控，建立就医治疗的"阳光运行"机制。一是开展医疗服务巡查。人保健康组建了77人的专业医生队伍和15人的赔付案件审核队伍，一部分长期派驻就医流量较大的4家三级甲等医院，其余开展流动巡查，加强住院巡访，严格审核医疗费用清单，防止冒名就医等虚假医疗行为。二是制定医疗服务评价标准。人保健康与政府部门共同建立了一整套针对定点医院的医疗服务质量评价制度，通过医疗服务满意度调查等方式对定点医院进行聘雇，对不合格的医院给予警示并责令限期整改。三是强化定点医疗机构监督管理。通过开发医保管理信息系统，对参保患者从入院到出院进行全程监控服务，病人诊疗和费用结算信息在保险公司、社保部门和定点医院之间能够实现实时共享。

第五，延伸保险服务，建立多层次的居民健康保障体系。以社保平台为依托，在基本医疗和补充医疗基础上，人保健康针对参保群众的个性化需求，提供包含重大疾病保险、护理保险等在内的多样化的健康保险服务。通过健康俱乐部等形式，延伸健康保险服务链条，积极提供以"诊疗绿色通道、家庭医生、慢性病管理、异地转诊"等健康管理服务，努力提高参保群众健康意识，降低疾病发生率。截至2009年末，共对当地300多万名参保群众提供了健康管理服务，为30多家参保单位制定了个性化的综合健康保障计划。

（2）取得的成效

第一，参保居民保障水平逐步提高。在未参与商业补充医疗保险之前，湛江市城乡居民基本医疗保险保障限额为1.5万元。实行城乡居民医保一体化改革、引入商业保险机制后，医保统筹范围扩大，参加商业保险的人数大幅增加，商业保险的大数法则可以有效发挥作用，增强了医保资金的调剂能力，放大了保险的保障功能。在居民个人缴费标准不变的情况下，根据缴费档次的不同（分为20元和50元两档），在原来基本医疗保障限额1.5万元基础上，新增3.5万元和6.5万元大额医疗补助，累计报销额达到5万元和8万元，2010年进一步提高到8万元和10万元。由于保障功能增强，缓解了参保群众看病就医的费用压力，当地城乡居民住院率从2007年的1.5%提升到2009年的6.4%。

第二，群众就医、诊疗、结算更加便捷。在实施城乡居民医保改革之前，农村参保群众费用报销需凭就医单证经村、镇、县各级主管部门层层审批，环节多，周期长。现在参保群众只需付清个人自付部分即可出院，全部手续办完一般不超过2个小时。参保群众既可以就近选择全市182家定点医院看病就医，也可以根据诊疗需要实现在全省范围内不同级别定点医院之间的异地和双向转诊。依托公司的全国性合作医疗服务网络，患有疑难病症的参保群众还可以享受到全国范围内的诊疗绿色通道和异地转诊等专业服务。

第三，政府公共服务水平有效提升。根据当地政府测算，由于统筹面扩大，管理任务加重，如果按照传统模式由政府承担相应管理和服务，政府部门要在原有基础上增加750个人员编制。在保险公司参与管理的模式下，湛江市有关部门不仅没有增加人员，原有管理人员还减少20多名。通过发挥公司的专业技术、管理经验和网络优势，解决了相关政府部门管理服务力量不足和经费有限的困难，节省开支800多万元。

第四，医疗资源得到充分利用。一是规范了医疗行为。通过定点医院的评价选择机制和对参保群众就医行为的全程监控，强化了对医疗服务的约束和监督。公司开展医疗行为监控后，参保群众人均住院费用下降15%。二是提高了医疗资源配置效率。在现有模式下，城乡居民在一级、二级、三级医院看病，补充医疗部分分别按照75%、65%、45%的比例报销，通过差异化的报销比例引导参保群众根据诊疗需要就近就医，缓解了重点医院诊疗压力大的问题，也在一定程度上解决了基层医疗机构病源不足的问题。三是促进了医疗机构的稳定运转。先预付后审核的费用结算机制，减少了医疗费用拖欠现象，尤其是乡镇卫生院、社区医院等基层医疗机构获得了稳定的资金来源。如湛江市农垦中心医院2009年住院病人增加了近一倍，患者拖欠款从2008年的560万元降低到2009年的6万元。

人保健康在湛江的实践证明，保险作为市场化的风险转移机制、社会互助机制和社会管理机制，在服务经济社会发展和社会民生建设中具有独特的优势。在完善医疗保障体系和促进和谐社会建设中，将保险机构作为政府可利用的社会资源的有机组成部分，依托保险机构既有专业服务体系来提供和管理公共服务，有利于促进政府转变职能，提高行政管理效率，降低行政成本，有利于促进城乡统筹发展，改善城乡二元结构，有利于促进医疗服务均等化，实现社会公平正义，促进和谐社会建设。

2. 江苏"太仓模式"主要做法及取得成效

（1）主要做法

第一，推行合署办公，实现基本医保与大病保险一体化管理服务。中国人保健康江苏分公司与太仓市医保中心开展合署办公，对基本医保和大病保险提供一体化的经办服务，实现了管办分离，在提升行政效率的同时降低了行政成本。一是建立一体化的专业队伍。公司在项目中投入了专业人力，通过医院巡查、床前走访、患者慰问、政策宣传、咨询服务、信息沟通等方式，参与到基本医保经办的各个环节；公司整合具有权威性的医疗审核专家队伍等资源，建立了大额病案审核制度，提高了审核效果的权威性。二是建立一体化结算平台。公司在社保办公大厅设立服务窗口，为参保群众同时办理基本医保和大病保险两项补偿提供便利。三是建立一体化监管机制。在医保中心的指导和授权下，公司建立医院巡查队伍，联合医保中心稽核部门对医疗机构进行风险管控，有效控制了不合理医疗费用支出。

第二，强化医疗风险管控，推进服务专业化。中国人保健康江苏分公司将"健康保险＋健康管理"经营理念和"病前健康管理、病中诊疗监控、病后赔付核查"三位一体风险管理技术引入了太仓医保管理服务体系，医疗风险管控过程涵盖医疗费用发生的全过程，确保了医保基金的安全和效率。江苏分公司还利用公司自身专业优势，积极开展形式多样的健康教育、健康促进活动及健康科普专家讲座，将健康管理服务融入基本医保和公共卫生服务体系，丰富了公共服务内涵，充分惠及全体参保群众。

第三，提升理赔服务效率，实现了大病保险的即时赔付。为了让大病保险这项民生工程充分体现以民为本，中国人保健康江苏分公司在太仓医保设立了结算窗口，与太仓医保共同设计研发了配套的结算信息管理系统，使符合大病保险报销条件的费用实现了自动结算，并打破保险行业须上门索赔的传统做法，有针对性地配套实施了主动理赔流程。单次住院自负费用超过1万元的案件，以太仓市社会基本医疗保险结算后的系统数据为依据，生成理赔数据后，通过太仓市社保管理网络系统及时通知受益群众，在大病保险结算窗口即时受理日常案件，受理后经确认，理赔款汇入受益群众银行卡。对于年度累计超过1万元的案件，在结算年度完成后，通过医保中心信息系统与大病保险结算信息系统对接，合并统计，一次性结算，通过社保管理网络系统集中受理、集中通知、集中赔付。这种一站式的理赔服务高效、快捷、便利，体现了以民为本的核心理念。

第四，搭建专业化的信息管理平台，提升了大病保险管理规范化。中国人保健康江苏分公司与太仓医保共同设计研发配套的信息管理系统，在确保参保群众信息安全的前提下，共享医疗就诊信息，实现理赔结算的全过程规范化管理。一方面，通过系统设定，将大病保险结算相关要素通过系统定义的方式予以标准化，确保结算口径保持高度一致，并与大病保险相关政策完全相符；另一方面，医保中心可以通过结算系统实时对保险公司的理赔情况及理赔结果进行实时监控，切实强化了对于商业保险机构的监督管理，从而杜绝了惜赔、漏赔、滥赔现象发生的可能，突出了项目运作中政府主导、有效监督的作用。

（2）取得的成效

第一，实现从"医保普惠"向"大病特惠"的延伸。太仓市为住院高额自负费用提供53%~82%的比例补偿，是在"医保普惠"基础上向"大病特惠"的延伸。借助商业健康保险，政府投入不增加一分钱，参保群众不多花一分钱，高额自负费用得到再次补偿，保障半径进一步扩大，个人负担显著降低。大病费用越高，个人负担越重，报销比例越高的机制极大地缓解了大病重病患者的压力。以癌症患者沈某为例，其单次住院总费用达47.8万元，在基本医保报销后个人需负担15.5万元，经大病保险再次补偿10.4万元后，个人实际只需支付5.1万元，补偿比例接近90%。

第二，实现了职工与城乡居民之间的互助共济。太仓大病保险打破了基本医保制度城乡分割和不同群体存在差异的局面，将职工和城乡居民统筹起来，实施无差别的大病保障政策，在筹资、待遇设计上体现了互助、公平的社会保险理念，明确了差异性缴费、公平性待遇、倾斜性补偿的保障方案。虽然缴费标准不同，但职工和城乡居民享受同等的大病保险保障待遇，缩小了重病群体城乡医疗保障水平的差距，提升了医保制度的公平性。太仓大病保险体现了向弱势群体倾斜、城镇反哺农村的趋势，促进了医保服务的均等化。

第三，合署办公提升了医保经办服务效率。中国人保健康江苏分公司搭建合署办公平台，参与服务基本医疗保险。一是合署办公专业队伍日常巡查，有效减少违规现象发生，控制不合理支出。二是专家病案审核工作加强了对过度使用药物等不合理、不规范行为的管控。

中国人保健康江苏分公司实现了基本医保与大病保险经办服务一体化，打造的"承办大病保险，服务基本医保"做法已经成为公司在服务社会保险中履行社会管理职能的具体体现。

第四，实现了多方共赢的局面。在不增加参保群众缴费负担的基础上，提高了大病保障程度，降低了群众医疗费用负担，有效防止了因病致贫、因病返贫现象的发生；政府在改善民生的同时，引入专业化管理与服务，扩充了经办资源，提升了行政效率和医保服务水平；中国人保健康扩大了社会影响，提升了品牌形象，促进了公司专业化发展。

2012 年 8 月 30 日《关于开展城乡居民大病保险工作的指导意见》出台，明确了由商业保险机构承办大病保险，并要求不断提升大病保险管理服务的能力和水平。中国人保健康将充分发挥国有专业健康保险公司优势，不断完善太仓市大病保险做法，提升专业化经办服务能力，为服务民生作出新的贡献。

3. 北京"平谷模式"主要做法及取得成效

（1）主要做法

第一，为参合农民提供更加便捷、更加全面的服务，切实减轻农民负担。

一是转变服务模式，变被动服务为主动服务。实行共保联办后，驻院巡查队伍将主动为就医治疗的参合农民提供政策讲解、就医指导、床前慰问等项服务，变被动服务为主动服务，为参合农民带来便利。

二是提升服务水平，由单一的事后报销服务转变为事前、事中、事后的全程服务。原有新农合服务管理重点在于事后报销，实行共保联办后，新农合服务内容将涵盖事前的政策宣讲，事中的就医指导、就医转诊以及事后的报销服务，服务贯穿始终。

三是降低诊疗费用支出，减轻农民负担。通过主动政策讲解、专业化管理以及科学的诊疗指导，使参合农民更加了解新农合政策，从而规范了就医行为，降低了不合理支出，减轻了农民负担。参合农民深刻感受到新农合政策带来的实惠。

第二，加强健康宣教，提高参合农民健康水平。作为卫生主管部门，卫生局与人保健康加强合作，充分发挥专业健康保险公司的技术优势，积极引入健康管理服务，制订切实可行的健康管理服务方案，进一步提升参合农民的健康保健意识，降低疾病发生率，减少就医行为，降低诊疗支出。

第三，提升公共服务水平和运行效能，确保基金运行更加平稳。

一是降低运行成本，减少财政投入。为保证新农合"共保联办"项目能够取得预期效果，在现有新农合管理基础上，共同组建专职管理队伍，推进系统升级改造，并在政府不增加投入的基础上，增强新农合服务与管理水平。

二是改善参合农民就医行为，提高基金使用效率。通过驻院代表加强新农合政策和健康教育宣传，增强与医院的沟通，建立驻院巡查、风险审核、数据分析、专家评估风险管控机制，引导参合农民合理就医，遏制医疗支出过快上涨，使基金运行更趋合理。

（2）取得的成效

第一，加强人才队伍建设，成立共保联办办公室。2011年1—2月，平谷区按时完成参合农民个人参合费用收缴、信息录入与信息核对工作，确保于3月1日准时开展即时结报工作。保险公司于3月按时派出专业管理人员，与区新农合管理中心成立共保联办办公室，办公室下设单据审核组、医院管理组、驻院巡查组和综合管理组，双方人员打破原有管理框架，互相协调，优势互补。

目前，保险公司派驻工作人员14人，全部为具有临床、护理等工作经验的专业人员，包含医学博士1人、硕士4人、副主任医师2人、主治医师4人，中高级专业职称人员占比为43%。在区新农合管理中心原有8名工作人员基础上，工作人员数达22人，有效地提高了新农合服务管理水平。

第二，加强住院病人监管，防止骗取新农合基金现象发生。合署办公室下设驻院巡查组，在区医院、中医院和岳协医院分别派驻巡查人员2~3人，固定驻院巡查，对每天住院人员进行床前访视慰问，同时核实住院人员身份信息与住院信息是否相符，防止冒用参合人员身份住院骗取新农合基金现象。在巡查过程中，及时向住院人员了解诊疗情况，避免出现收费不检查、不治疗以及不必要检查等情况发生。2011 年上半年，巡查人员共巡查 5 000 余人次，未发现冒名住院情况和定点医院骗取新农合基金现象。

第三，加强医院管理，规范定点医院诊疗行为。医院管理组加大对区内定点医院住院病人病历的审核，及时发现医疗机构存在的不规范诊疗现象，从而防范医疗机构过度检查、过度治疗情况，有效降低参合人员医疗负担。2011 年 5 月，合署办公室聘请 4 名三甲医院医学专家和物价管理人员对区医院、中医院和岳协医院的病历以及收费情况进行核查，共抽查病历 456 份，新农合管理中心对发现问题的病历及时进行了处理，并在全系统内部进行了通报。

第四，严格单据审核标准，确保报销公平、公正。单据审核组对不能在医院即时结报的报销单据（三级医院住院、外伤以及急诊单据），严格按照审核标准进行审核报销。管理中心与保险公司分别对对方审核单据进行复核，既防止了宽松标准多报销多支出，也防止了多扣自付费用侵害参合农民利益的现象发生，保证报销的公平与公正。2011 年上半年，共审核网络单据 60 余万人次，纸质单据 5 000 余人次。

第五，进一步加大对外伤住院人员致伤原因的调查，防止个别人员不当得利。2011 年上半年共入户调查 20 余次，计 6 个乡镇（街道）17 个村，拒报 7 人，涉及医疗费用 50 余万元。

第六，基金支出得到有效控制。2011 年 1—6 月，全区共报销补偿 60.1 万人次，医疗支出 17 360.5 万元，补偿支出 7 520.18 万元，与 2010 年同期相比基金支出增加 396.38 万元，基金支出增长率为 5.56%，扣除参合人员增长因素，基金支出增长率为 5.44%，基金支出增长低于预期水平。

（三）太平洋人寿承办新农合业务经验

1. 江苏"江阴模式"主要做法及取得成效

（1）主要做法

第一，政府转变职能，创新新农合举办模式。2001 年，市政府在广泛深入调研的基础上，约请太平洋人寿保险股份有限公司（以下简称太保寿险）设计了整体管理服务方案，并以服务外包的形式委托太保寿险参与经办新农合。江阴市的新农合制度，实行市、镇两级政府及个人三方筹资，政府组织征缴基金，卫生行政部门监管，保险公司经办管理服务，医疗卫生机构提供医疗服务，形成了被誉为"江阴模式"的征缴、经办、监管、服务相分离的运作机制。

第二，专业保险机构参与，创建第三方经办管理服务运作机制。江阴市新农合委托太保寿险经办管理服务。太保寿险设立新农合业务管理中心，聘请了 57 名工作人员，主要做好三个方面的工作：一是提供结报服务，研发了新农合医保信息系统，实现"一卡通"实时结报。二是提供政策制定的专业建议，提供新农合年度基金测算报告、季度基金运行报告、医保管理方案建议。三是提供医保管理后台服务，做好定点医疗机构宏观管理指标监控、个案合理性审核监控、单病种付费管理系统的运行、三级稽查、资格核准、政策咨询、非新农合保险责任调查、外出就诊管理服务等医保管理服务。

第三，职能部门监管，实现政府从办新农合向监管新农合的职能转变。征缴、经办、监管、服务相分离的运作机制使政府及其职能部门从繁杂的管理服务业务中解脱出来，实现了经办新农合向监管新农合的职能转变。新农合办公室设在卫生局，负责新农合工作的政策制定和目标管理，负责监管定点医疗机构和太保寿险业管中心对新农合政策的执行情况，督促定点医疗机构实现相关管理指标，查处定点医疗机构的不合理医疗行为，实时监管太保寿险业管中心结报服务是否公平高效。市财政局专事基金监督，设立新农合财政专户，按国家及省有关规定严格规范管理新农合基金，对基金的使用情况定期检查审核，确保基金使用安全。市审计局每年对新农合基金的使用情况进行审计，并把审计结果向全社会公布。

（2）取得的成效

第一，确保了政策制定的科学性。卫生行政部门和医疗保险部门共同制定医保政策，从专业角度上保证了政策制定的科学性。卫生行政部门对医疗服务机构情况掌握得十分全面，并且对新医改实施后医疗服务机构各种新情况预见性很强。太保寿险对影响基金运行的各种指标参数研究得比较透彻，多年来建立的测算模型比较精准。从2006年开始，江阴市新农合实施明确的目标管理，围绕基金安全满负荷运行、基金效用、基金结报公平高效三个重要目标，以新农合管理办法和定点医疗机构管理考核办法为重点制定了科学合理的新农合政策。

第二，确保了监管的有效性。一是监管有力。充分发挥卫生部门行政管理优势，把新农合相关管理目标纳入定点医疗机构的考核指标中去，确保新农合相关管理目标的实现。二是监控有效。通过太保寿险业管中心个案审核和合管办共同实时监控，及时发现各定点医疗机构存在的违反"五个合理"的情况并反馈给各个医疗机构，因违反新农合政策造成的基金支出部分一律从医院垫付的结报资金中予以扣除；各定点医疗机构可以通过新农合医保信息系统的实时预警报告，及时了解本单位新农合各项指标运行情况。三是结果公正。严格执行公开、透明原则，定期通过有效途径向社会公布新农合相关运行、结报补偿等情况，接受人大、政协、新闻媒体、人民群众等的广泛监督。四是富有成效。2010年，全市实际住院补偿比例近50%，住院政策性补偿比例近65%，人均住院消耗基金仅是其他社会医疗保险的20%左右。

第三，确保了结报的公平性。征缴、经办、监管、服务相分离的运行机制使新农合监管部门不直接接触结报业务，直接承担结报业务的太保寿险业管中心对公平结报负有直接责任，新农合监管部门实时监控太保寿险业管中心的结报服务，从机制上保证新农合结报的公平性。同时，一卡通实时结报的实施、资格核准和三级稽查制度的严格执行，有效防止了弄虚作假等套用新农合基金的违规现象发生，从技术上保证了新农合结报的公平性。

第四，确保了基金的安全性。严格执行新农合基金以收定支、略有结余的政策，既保证新农合基金的安全，又保证新农合基金发挥最大补偿效用。严格执行收支两条线、专款专用的原则，严禁挪用新农合专项基金，每年主动接受审计部门对新农合基金的审计。2015年4月，审计署南京特派办对江阴市新农合历年运行情况进行历时半个月全面审计，最后审计署向省政府通报审计情况时表示：如果全国的新农合基金都像江阴一样运行管理，各级领导就能真正放心。

第五，确保了服务的高效性。新农合医保信息系统实现了一卡通实时结报，太保寿险业管中心驻定点医疗机构服务窗口为赴外市就医的参合群众提供结报补偿服务，避免了农村参合群众来回奔波，提高了服务效率。十年的服务实践，得到了广大参合群众的充分肯定。

第六，确保了运行成本的低位性。市政府每年根据工作需要向太保寿险业管中心提供足额的工作经费和服务费用，确保太保寿险业管中心的正常开支。实践证明，江阴市新农合的运行成本和邻近相似地区相比，至少低30%~40%。

（四）国内典型保险机构参与医疗纠纷人民调解第三方调解机制分析

1. 北京模式——保险公司指定医疗纠纷调解机构的调解机制

北京是较早尝试通过第三方调解的方式解决医疗纠纷的城市之一。2000年8月，经民政部审批登记，医疗纠纷调解中心成为专门从事医疗纠纷调解工作的独立社团组织。2004年6月，北京市政府通过《北京市实施医疗责任保险的意见》（2005年1月施行），规定北京市所有的非营利性医疗机构必须参加医疗责任保险，并按照规定开展医疗纠纷第三方调解工作日。2005 年 2 月确定太平保险公司负责承保西城、昌平两区的医疗机构，其所指定的调解机构是北京医学教育协会医疗纠纷调解中心。中国人民财产保险公司负责其他十六个区县的医疗纠纷处理，其所指定的调解机构是北京卫生法研究会医疗纠纷调解中心。2006 年 6 月 20 日，在北京市丰台区长辛店街道办事处成立的医患纠纷调解处，是北京第一家真正意义上的医患纠纷第三方调解机构。随后，吉林省、芜湖市、铜陵市和无锡市等地建立的医疗纠纷调解中心都是对北京模式的借鉴。

北京模式主要有以下特点：第一，调解中心的专业性很强。调解中心的调解人员由医院高级管理人员、高级职称的临床医师、心理医师、高级法官和律师等组成，并经过专业培训和考核后才能聘用。简而言之，调解中心拥有一个由医学和法学专家组成的专职、兼职的专家团队。第二，调解中心的调解服务免费。对医患双方申请提交调解的纠纷，不收取任何费用，经费由保险公司从保险费中提取一定比例按月支付。第三，由医疗责任承保公司指定的调解机构进行调解。对医患之间发生的纠纷，由承保的保险公司指定的医疗纠纷调解中心调查取证，确认其属于其医疗责任保险范围的，才决定受理并进行调解。第四，由医疗责任承保公司组织专家进行医疗损害鉴定和保险理赔。调解中心在接到发生纠纷的医患双方的申请后，由承保医疗责任的保险公司自行抽取和组织专家进行医疗损害鉴定，最后依据鉴定结论和相应的保险条款予以理赔。需要指出的是，北京模式下，由承保医疗责任的保险公司指定调解机构和组织专家调解医患纠纷，这种情况下，调解机构变得类似于保险公司下属的理赔部门，其立场的中立性令人质疑。

2. 上海模式——医疗纠纷人民调解委员会调解机制

2006 年 4 月，上海普陀区政府根据《人民调解委员会组织条例》成立了我国第一家专门的医疗纠纷人民调解委员会（以下简称医调委）。该机构下设工作室，主要由退休的医师、法官和律师等专职调解员组成，区司法局还专门指定 1 名律师参与调解活动。医调委的调解服务免费，不收取任何费用。在发生纠纷后，医患双方可向医调委提出申请，医调委受理后，先由医学专家和律师提供医学技术评估和法律服务，再由调解人员进行调解。医患双方可以任意选择自己信任的调解员，也可由医调委指定调解员进行调解。医患双方达成一致后签署调解协议，最后由承保的保险公司负责赔偿。2011 年 6 月，上海市人民政府发布《关于开展医患纠纷人民调解工作的若干意见》，全面推进医患纠纷人民调解工作。这一地方性文件要求上海市各级司法行政部门重组医患纠纷人民调解委员会，医患双方对发生的纠纷可以通过相对中立、独立的第三方机构免费进行调解。随后，山西省、江苏省太仓市等地成立的医疗纠纷人民调解委员会都借鉴了上海模式。

但上海模式也存在两个方面的问题。第一，医调委的工作经费不足。政府部门没有给予确定的财政支持，医调委的经费短缺，日常的办公经费和调解组织的正常开支得不到有效的保障，运行困难。第二，医调委不能解决赔偿（补偿）问题。医调委作为专业性的民间组织，它与保险公司之间没有任何联系。上海市也推行了医疗责任保险，但该险种与医调委完全脱离。由于医调委没有建立医疗纠纷理赔机制，因此上海模式在实践中受到了一定的限制。

3. 天津模式——医疗纠纷仲裁委员会调解机制

根据 2006 年 12 月颁行的《天津仲裁委员会医疗纠纷调解规则》（以下简称《天津仲裁调解规则》），天津市仲裁委员会与天津金必达医疗事务信息咨询服务有限公司共同建立了医疗纠纷调解中心。该中心是天津仲裁委员会下设的一个分支机构。仲裁委聘任医学、法学专家专门从事医疗纠纷调解工作。这些仲裁员、调解员都是兼职，与仲裁机构没有隶属关系。医疗纠纷仲裁调解坚持自愿原则，医患双方如果达成协议将纠纷提交调解中心解决，即可向调解中心提出申请。调解中心受理后，由当事人双方选定的调解员或者委托调解中心指定的调解员依照法律规定，参照相关司法解释及诊疗护理规范、常规等，在《天津仲裁调解规则》规定的 20 日期限内，结合双方的要求作出具有法律效力的仲裁。随后，河南省洛阳市、山西省太原市、安徽省合肥市、江西省赣州市等地出现的医疗纠纷仲裁试点，均参照此模式，使这种医疗纠纷仲裁调解模式得以推广。

天津模式主要有两个特点：第一，申请医疗纠纷仲裁调解需交纳费用。《天津仲裁调解规则》第二十五条规定："当事人申请医疗纠纷调解的，应当按照《天津仲裁委员会医疗纠纷调解收费办法》的规定交纳调解费用。"一般情况下，调解费的负担由双方当事人协商决定。协商不成的，由仲裁调解庭作出决定。第二，医疗纠纷仲裁调解实行"一裁终局"。我国《仲裁法》规定，仲裁调解书一经当事人签收或者裁决书一经作出即发生法律效力，当事人不能就同一纠纷再申请仲裁或者向法院提起诉讼，也不能上诉。即按照其调解规则，先调解后仲裁，实行"一裁终局"的方式结案。而天津模式的最大缺陷是医疗纠纷仲裁调解的专业化程度较低。因为天津市仲裁委员会最初是为调解劳动纠纷而设立的，由其调解专业性很强的医疗纠纷，其专业性令人质疑。

4. 南京模式——营利性医疗纠纷调解机制

2003 年末，作为营利性中介机构介入医疗纠纷解决的一个探索，南京民康健康管理咨询服务有限公司经国家工商行政管理局注册登记，专门从事医疗纠纷诉前调解与研究。南京模式调解医疗纠纷的方式是，在医疗机构设立医患纠纷第三方调解接待室，将调解的原则、机构优势、专兼职调解员名单、调委会的地址和联系方式等基本信息进行公示。对于医方或患者单方申请的，主动征求另一方的意见，经双方同意后进入调解程序。对于因医患纠纷引发治安问题的，通过行政调解对接渠道引入第三方的调解。对于直接到法院起诉的医患纠纷，依托诉调对接机制，通过在法院立案庭设立的诉调对接窗口引入第三方调解程序中，帮助医患双方以最低的成本解决纠纷。2004 年 11 月成立的天津市金必达医疗事务信息咨询服务有限公司、安徽省合肥市医院引进的医患关系第三方管理的独立法人医院管理公司等都是对南京模式的借鉴。

南京模式最突出的特点是设置医疗纠纷第三方调解为诉前程序。即无论是医患双方或一方申请行政调解还是直接向法院起诉，在卫生行政部门和法院都设置了与第三方调解机构之间的对接机制，将医患纠纷引入第三方调解程序，先行调解。而南京模式的最大缺陷在于，按照商业化运作的形式调解医疗纠纷，其社会信誉度较低，而且在营利性有限责任公司主持下进行调解，需要交纳一定的调解费和鉴定费，这种先付费、后服务的方式使医患双方很难接受。而且，调解机构所具有的趋利性特点，使其调解活动和调解结果很难取信于医患双方当事人。因此，南京模式尽管是全国首个专业机构从事医患纠纷调解的例子，但其成立至今基本处于半停滞状态，只是"守株待兔"式地维持业务。

5. 宁波模式——医疗纠纷人民调解机构与保险理赔机构共同调解的机制

2008 年 3 月，宁波市政府颁行的《宁波市医疗纠纷预防与处置暂行办法》规定了医疗纠纷第三方调解机制。2011 年 8 月，根据《侵权责任法》、《人民调解法》等法律法规，结合宁波市的实际情况，宁波市人大常委会颁布《宁波市医疗纠纷预防与处置条例》（以下简称《宁波条例》）。《宁波条例》规定，由宁波市医疗纠纷人民调解委员会和宁波市医疗纠纷保险理赔处理中心共同组成的第三方机构介入医患纠纷进行调解。在该模式下，宁波市承接医疗责任保险的各财产保险公司组建了医疗责任保险共保体，在该共保体下设立医疗纠纷理赔处理中心，负责全市医疗纠纷的处理和理赔事宜。医疗纠纷理赔处理中心由具备临床医学、药学、卫生法学和保险等专业资质的专职人员组成，负责医疗纠纷的调查、评估和鉴定工作。

宁波模式具有四个突出的特征。

第一，医疗纠纷调解机构与保险公司理赔机构共同调解。宁波模式最主要的做法是成立医疗纠纷调解委员会和医疗纠纷保险理赔处理中心两个机构。医疗机构向保险公司投保医疗损害责任险，发生医疗纠纷后，由保险公司组成的共保体下属的医疗纠纷理赔处理中心参加调解和理赔。患者方索赔数额在 1 万元以下的，医患双方可以协商解决，由医疗机构自行决定赔付事宜；患者方索赔数额超过 1 万元的医疗纠纷，由医调委和保险理赔处理中心共同负责调解和处理。可以说，这种将北京模式的医疗纠纷保险理赔处理机制与上海模式的医疗纠纷人民调解机制相结合而建立的医疗纠纷调解机制，克服了单一调解机制的弊端。

第二，医疗纠纷调解服务免费，且办公经费有保障。宁波市医调委的经费由同级财政部门予以保障，即医调委的工作经费和调解人员的补贴经费有财政保障。这表明宁波模式的医疗纠纷调解机构是中立的、不隶属于任何行政机关的群众性民间组织，具有很强的公信力与公正性。

第三，医疗纠纷调解机构与司法行政机关、公安机关、保监机构和司法机关等职能部门之间实行联动机制。根据《宁波条例》的相关规定，司法行政部门负责指导医调委的调解工作；公安机关负责维护医疗机构的治安秩序，并对医疗机构内部治安保卫工作进行监督和指导；保险监督管理机构依照国家有关规定负责监督、管理医疗责任保险工作；法院接到对调解协议进行司法确认的申请后，通过审理涉及医疗纠纷调解协议的案件，指导医调委的工作。

第四，建立了调解机构及调解人员的惩戒制度。《宁波条例》第四十四条规定了调解机构及其调解人员的行为规范，具有法律强制性。如果调解机构及其调解人员的行为触犯相关法律，将依法追究其相应的行政责任、民事责任及刑事责任。浙江省、江苏省借鉴宁波模式建立了医调委与保险理赔处理中心共同负责调解的机制，上海市、山西省、天津市也开始按照这一模式改造和重构各自的医疗纠纷调解机制。

6. 中国台湾地区——医疗纠纷诉前调解模式

我国台湾地区解决医疗纠纷，根据调解方组织形式的不同，主要有三种调解方式：第一种是法院调解。我国台湾地区的法院调解是强制性的，即所有的医疗纠纷案件在正式进入审判之前要由法官与调解委员会先行调解。因为中国台湾地区"民事诉讼法"第四百零三条第一项规定，"因道路交通事故或医疗纠纷发生争执者"在起诉前须经法院调解，即法院调解是诉讼的前置程序。第二种是卫生行政主管机关调解。按照中国台湾地区"医事法"的相关规定，各个卫生行政管理部门下设的医事争议审议委员会是负责纠纷调解的机构。这种行政调解的启动只需要一方的申请即可，调解协议没有法律效力。第三种是民间第三方参与调解。我国台湾地区的医疗纠纷人民调解机构主要由消费者文教基金会、医疗改革基金会、医师公会等民间团体组成。其中消费者文教基金会主要负责医疗损害鉴定、协助患方与医方进行协商、捍卫消费者的权利等。我国台湾地区政府为了鼓励通过调解方式解决医疗纠纷，2000年2月由"台湾卫生署"和"台湾医师公会"联合起草的"医疗纠纷处理法草案"规定："医疗纠纷非依本法进行调解，不得起诉和自诉。"这种对医疗纠纷在诉前先行调解的做法，体现了台湾地区普遍认可的以和解方式解决纠纷的原则。

三、经验借鉴

（一）美国长期护理险对云南省的启示

美国作为世界上唯一的超级大国，其经济地位不言而喻。但一项制度的建立和完善，不仅需要科学论证，更需要在实践上对其加以检验。美国的医疗保障体系勘称世界上最复杂的体系，即使是这样，也存在着不少问题。

以市场经济为发展导向的美国，商业保险非常发达。在社会护理保险方面，美国商业长期护理险的覆盖对象主要是中老年的退休职工，保费昂贵，只有少数人才能负担，为此，美国设计了Medicaid计划来帮助中低收入者对长期护理的需求，这对我国有一定的借鉴和启示意义。

1. 分层次的长期护理保险

在商业保险方面，有能力购买长期护理保险的人群可以自主购买，个人需求加上充足的资金，就能完成一次市场交易行为。对于想购买长期护理保险但没有足够资金的人群，可以借鉴美国的 Medicaid 制度中对中等收入者的帮扶。鉴于我国国情，全面强制铺开长期护理保险不可取，可以先在人口老龄化严重，且经济发展水平较高的东部城市进行商业护理保险的试点工作，购买行为完全由消费者根据自身经济情况自主决定。有护理需求的中低收入者主要是中老年人，对护理的需求趋于刚性，保险公司不愿意降低保费向这一部分群体提供护理服务，而完全由财政承担也不可行。这就要求国家设计一系列制度化政策，通过降低中低收入者税率来帮扶这一部分群体。

2. 加强政府宏观调控

奥巴马政府医改告诉我们，纯粹的市场经济是行不通的，没有政府的宏观调控，资本的本质便会吞噬毫无反抗能力的弱小竞争者。维护国家稳定，防止两极分化，不仅是对各个阶层收入水平的要求，客观上还将人民应得的生存权、发展权和健康权等紧密地联系在了一起。

充分发挥国家宏观调控，加强对保险业的政策指引和监督，做到保险政策向中低收入者倾斜，国家财政转移支付向欠发达地区倾斜，但不损害保险公司利益。加强国家对贫困地区和中低收入者的转移支付力度，在财政力所能及的情况下满足他们对护理险的基本需求，如康复治疗、健康服务管理等。

（二）印度社区健康保险及重大疾病险对云南省的启示

一是扩大国家财政支出。社区健康保险计划面临的最大挑战是能否在服务穷人和维持财政的可持续性之间找到平衡点，这直接决定了社区健康保险计划的重点在于提高民众的医保覆盖率，更加注重公平性。但能否有效地提高低收入人群的参保率和医疗服务能力，减少因病返贫，关键还在于公共财政的转移支付，仅靠收缴工资税，社区健康保险计划难以为继。这一点可以借鉴美国，适当扩大对富人的征税比例，收缴上来的资金，一部分用于基础公共医疗设施的建设和完善，另一部分用于补贴民众，以购买私人医疗保险。这些都离不开民众健康意识的提高。因而，加强对民众的风险意识宣传也是必不可少的一环。

二是增强民众信任度。针对偏远地区居民就医困难的情况，除了在当地完善规模较小的定点医疗服务设施以外，还可以适当开设医疗服务专车。一方面，可以向定点医疗服务点运送必要的医疗物资和医护人员；另一方面，可以根据偏远地区人口分布情况，按时、逐点为当地居民提供预防、医疗服务及健康风险知识的普及。通过此举，可以提高居民的健康风险意识，增加民众对政府健康保险计划的信任度。

三是扩大民众参与度。以往民众对社区健康保险计划的抵触情绪多半源于计划本身的质量很低。大部分民众认为，低保障的计划不值得他们参与。这说明，只有在保障计划具有健康上的利益并能节省经济上的开支时，才会得到民众的认同。因而，一方面，要扩充"医疗包"的内容，使更多的医疗保障服务纳入社区医疗保障计划当中；另一方面，要使计划中的民众自身参与进来，实行自我管理，自我服务，根据当地民众自身特点，为自己量身定制的"医疗包"。当然，在资金管理和医疗服务专业性方面，政府需提供咨询和帮扶。

四是制定合理费率，提高管理效率。在保费收缴方面，要逐步淘汰统一保费的做法。虽然缴纳统一保费的民众获得的医疗服务是一样的，但对于不同经济情况的家庭来说，他们所支出的资金大有不同。因此要以收入支出比作为衡量民众缴纳保费的因素之一，设置收入平均线，平均线以下的居民可以少缴保费，少缴的部分由政府给予补贴。

在民众患病时，一方面要提高赔款申请的递送效率，医院和保险机构可以互相合作，建立联网查询系统；另一方面，专家审定的效率也亟待提高，保险公司可以向医院派驻经过培训的保险人员，对参保人员基本信息进行初步审核，之后将其资料上传至总服务器，由专家进行相应审核。通过审核后，还应将赔款尽快返还给投保人。

五是合理设计重大疾病险。从南非和英国来看，重大疾病保险的设计主要是通过商业保险来完成的。购买重大疾病险的人多为自知可能患病或已经患病的人，他们在购买重大疾病险后所患病的风险要高于一般人群，因此给付保险金的数额大，相应的保费也比较昂贵。

根据我国目前仍然处于社会主义初级阶段的国情，完全通过商业保险来完成重大疾病险的覆盖并不可行。因而，可以制定分层次的重大疾病险，这一点可以借鉴美国。有购买能力的投保人可以自行购买重大疾病险，而完全没有能力或能力不足的民众可以由财政进行补贴或依赖国家行为制定专门的重大疾病救助制度，具体补贴额度可以根据个人的收入水平、病情严重程度等来制定。在重大疾病险的设计方面，还要防范一定的道德风险，在保险金给付时，分阶段、按比例给付。

此外，还需加强国家对以社会医疗保险为主体的公立医院的监督，防止患者和医护人员合伙欺诈，制定相应的检查项目名称和流程，减少不必要的费用支出。

（三）俄罗斯医改对云南省的启示

俄罗斯的医改历史经验表明，不管是提高医疗保障的覆盖水平，还是医疗服务的质量，其关键的一环在于财政对医疗保障体系的支持。财政的适当投入不仅能提高医保覆盖率和质量，而且能对社会曾经忽视的群体进行保障。但是，财政的投入是整个国家医疗保障体系的必要而非充要条件，提高整个国民的医疗服务水平，还要关注医疗服务本身的提高，医疗服务质量不过关，即使是各种医疗保险集一身的病患，也很难获得优良的医疗服务。

（四）国外保险机构参与医疗纠纷人民调解第三方调解经验借鉴

1. 国外经验借鉴

国外建立的医疗纠纷调解模式对构建云南省的医疗纠纷调解制度具有如下四个方面的启示性作用：

一是建立专门的医疗纠纷调解机构。目前，世界发达国家非常重视非诉讼纠纷解决机制，建立了比较完善的专门解决医疗纠纷的调解机构。

二是推行医疗责任强制保险制度。多数国家和地区借助医疗责任保险解决赔偿金问题，推动了医疗纠纷调解机制的快速发展。

三是确立医疗纠纷调解协议与诉讼制度的衔接机制。如新加坡施行对调解协议经医患双方签署后就具有约束力的做法，实现了非诉讼调解与诉讼的有效衔接。

四是设置医疗纠纷诉前调解程序。如美国法确立的审前筛选制度，使大多数医疗纠纷可通过非诉讼的调解方式予以解决，从而排除了一些诉讼索赔意义不大的案件。

2. 国内经验借鉴

通过对我国北京、上海、天津、台湾等地六种医疗纠纷第三方调解典型模式进行分析，发现它们具有两个共同特征：

第一，上述典型模式都涉及人民调解制度。各地成立的医疗纠纷调解委员会是专门调解医疗纠纷的群众性组织，这种第三方机构介入解决医疗纠纷的机制都是依据人民调解制度建立和运作的。

第二，上述典型模式中，大陆地区的五种都是依托于医疗责任保险制度发挥作用的。它们都引入了医疗责任保险制度，将责任保险与第三方调解结合在一起，依托于医疗责任保险制度分担医疗风险，通过保险赔付解决了医患之间的矛盾。在实践中，宁波模式取得了突出的成绩和良好的社会评价，成为最成熟和最具可操作性的新兴模式。

3. 小结

医疗保障体系的完善，并非能够通过简单的财政投入和商业医疗保险单独来完成，在特定的经济环境下，政府的财政支持与市场经济的商业保险相辅相成，互为补充。因此，扩大医疗保障的覆盖面和服务质量关键还在于分层次的医疗服务保障体系。

在经济条件不佳、人口众多的国家，例如，印度政府在医疗保障方面的支出极其有限，而商业保险又很昂贵，这就促使政府在制定相关政策时偏向低收入人群。一方面，组织贫困线以下社区居民向保险公司集体投保，以此来降低保费；另一方面，政府对有能力参与医保计划的政府雇员和企业的正式员工提供补贴。二者共同促进并扩大了印度医疗保障体系覆盖面。

在经济发达国家，例如，美国有能力购买商业保险的民众若对医疗保险有需求，自己便会完成一次市场交易行为。而对处在贫困线附近的居民，政府会制定相关政策来引导民众参加政府的医保计划，如降低税率来吸引更多居民参加 Medicaid。

除了国家财政支持和商业医疗保险外，医疗服务体系自身的改革也是医保体系质量提升的关键一环。如何提高就诊效率，缓解医疗服务供需不平衡，如何打破医护人员不合理的工资体制，提高积极性；如何将医药分开，减少医护人员道德风险等。这些方面的改革可节约整个社会的就医成本，从而可以从侧面节约国家财政的医疗资金，减少商业保险金的支出。

第三章　云南省保险业服务医改
历史、现状与成效

一、云南省保险业服务医改的历史进程

（一）基本医疗保险医改历程

我国历来十分重视医疗制度的改革，相关部门相继作出了一系列的重大决策，并积极推进我国基本医疗保险制度的改革，从而使医疗保险实现了历史性的跨越，由点到面、由不完善到完善逐渐过渡。目前，医疗保险已成为我国社会保险体系中重要的组成部分，它主要由人力资源和社会保障部下设的相关机构负责管理。伴随着我国生产力的发展，社会经济文化水平的提高，以及中国经济体制的转轨，我国医疗保险制度也随之发生了根本性的变革，并逐渐形成了以基本医疗保险（即城镇职工基本医疗保险、城镇居民基本医疗保险、新型农村合作医疗）制度为主体，以医疗社会救助为底线，以多种形式的医疗商业保险为补充的多层次医疗保障体系。

云南省医疗制度的历史进程与全国医疗制度改革保持基本的一致。从医疗制度的重大变革来看，主要分为四个阶段：公费医疗时代、城镇职工基本医疗保险实行阶段、新型农村合作医疗实行阶段、全民医保阶段。具体介绍如表 3-1 所示。

表 3 - 1　　　　　　　　　　云南省医改历史简介

时期	特点或标志性事件	利弊
公费医疗时代（新中国成立以后至 20 世纪 90 年代初）	机关事业单位实行公费医疗制度，企业实行劳保医疗制度	一人看病，全家吃药；小病看成了大病，没病看成了有病。政府和企业医疗压力重，医疗资源浪费巨大
城镇职工基本医疗保险（1994 年起）	1998 年末出台《国务院关于建立城镇职工基本医疗保险制度的决定》，施行"低水平，广覆盖，双方负担，统账结合"政策	结束免费医疗后，切实保障了在职职工的医疗问题。但覆盖面还是过低，且仅限于基本医疗保障，大病统筹机制缺乏
新型农村合作医疗（20 世纪 40 年代是萌芽阶段，50 年代是初创阶段，60 ~ 70 年代是发展与鼎盛阶段，80 年代是解体阶段，90 年代以来是恢复和发展阶段）	2002 年 10 月，《中共中央、国务院关于进一步加强农村卫生工作的决定》明确指出，要"逐步建立以大病统筹为主的新型农村合作医疗制度"	随着覆盖面的扩大，农民得到基本医疗卫生服务保障，因病致贫、因病返贫现象得到缓解
全民医保（2007 年至今）	城镇非就业人群医疗保障制度在 79 个城市同时开展试点	覆盖全民基本医疗，从单一筹资向多元筹资延伸，再从单一保障向多种保障延伸，主要是保大病，包括住院医疗和门诊大病

近年来，随着云南省商业健康保险的迅速发展，保险业加快推进参与医疗保障体系建设，"福利倍增器"的功能作用得以充分发挥。云南省保险业配合政府积极开展社保补充医疗保险，服务领域涵盖城镇职工、城镇居民、公务员、大学生、新农合、民政救助群体等补充医疗保险业务，为深化医改、服务多层次医疗保障体系发挥了较大作用。在保险业的配合下，城乡居民的医疗保障水平不断提高，各类医保最高支付限额达到全省职工年平均工资、居民年平均可支配收入、农民人均年纯收入 6 倍的医改目标。

（二）大病保险制度相关政策

2012 年 12 月 31 日云南省人民政府办公厅下发文件（云政办发

〔2012〕237号）。省发展改革委、卫生厅、财政厅、人力资源和社会保障厅、民政厅和云南保监局同意并下发《云南省城乡居民大病保险实施意见（试行）》，为进一步巩固和完善城乡居民医疗保障制度，健全保障体系，有效提高重大疾病保障水平，按照国务院关于"十二五"期间深化医药卫生体制改革的总体要求和国家发展改革委、卫生部、财政部、人力资源和社会保障部、民政部、保监会《关于开展城乡居民大病保险工作的指导意见》（发改社会〔2012〕2605号）精神，结合云南省实际，提出以下实施意见：确定统筹层次和实施范围、明确保障对象和保障范围、落实保障资金、提高保障水平、强化制度衔接、购买大病保险服务。

2013年11月27日，云南省人力资源和社会保障厅下发关于做好2014年城镇居民大病保险工作的通知。为进一步做好云南省城镇居民大病保险工作，减轻城镇居民大病负担，根据2012年国家发展改革委等六部委下发的《关于开展城乡居民大病保险工作的指导意见》（发改社会〔2012〕2605号）、《云南省人民政府办公厅关于转发省发改委等部门云南省城乡居民大病保险实施意见（试行）的通知》（云政办发〔2012〕237号）和2013年11月11日全国城乡居民大病保险工作视频会议精神，结合云南省实际，就有关问题通知如下：

（1）2014年城镇居民参加大病保险个人不再缴费，在确保城镇居民基本医疗保险收支平衡的前提下，从城镇居民基本医疗保险基金中划出部分建立城镇居民大病保险，保障参保居民大病医疗需求。各地要按照云政办发〔2012〕237号文件要求，并结合各地实际，确定从基金中划出的具体标准和大病保险待遇标准。

（2）目前，城镇居民大病保险暂不具备省级统筹的条件，各地要继续做好州（市）级统筹管理工作，积极推进统筹城乡居民大病保险。

（3）城镇居民大病保险，在确保基金安全、信息安全、有效监管和参保人员待遇的前提下，向具有资质的商业保险公司购买服务，购买服务要通过政府招标平台按照公平、公正、公开的原则招标确定。若暂不具备条件的，也可过渡一段时间，暂由医保经办机构直接管理。

（4）城镇居民大病保险纳入社会保险基金财政专户统一管理，实现收支两条线、单独列账、独立核算、专款专用。城镇居民大病保险资金管理和经办服务要接受人力资源和社会保障、财政、审计部门的监督和管理，各地医保经办机构每年上半年将上年大病保险收支情况向社会公布，接受社会监督。

二、大病医疗保险运营现状与取得成效

（一）云南省大病医疗保险运营现状

1. 2013 年云南省大病医疗保险发展情况

2013 年 1 月 1 日起云南省正式开展大病医疗保险工作，其经办模式由政府购买服务、政府独自经办两种模式组成。实施之初，分别在昆明和曲靖开展城镇居民和农村居民统筹标准的大病医疗保险试点，即昆明同城同保模式，统筹之后的大病医疗保险简称城乡居民大病医疗保险。大病保险的承办模式根据不同的投标合同约定在昆明和曲靖之间存在不同，具体有昆明模式和曲靖模式，具体情况如表 3 - 2 所示。

表 3 - 2　　　　　　2013 年昆明和曲靖大病保险承办模式

昆明模式	曲靖模式
1. 独立承保。按照中标份额独立承保、理赔；	1. 共同承保。主承保公司集中承保、理赔；
2. 独立核算。专项管理，单独核算；	2. 独立核算。专用账户，单独核算；
3. 风险共担。按照收支平衡、保本微利的原则，成本、利润控制在 3.6% 以内；	3. 风险共担。按照收支平衡、保本微利的原则，成本控制在 4.38% 以内，利润控制在 3.58% 以内；
4. 划片服务。按照划片区域提供调查、审核、管理三大服务项目	4. 划片服务。按照划片区域提供理赔服务

其他州（市）在结合实际情况的基础上，开展了针对城镇居民基本医疗保险和农村居民新型农村合作医疗基础上的大病医疗保险，基本情况如表3-3所示。

表3-3 2013年云南省大病医疗保险开展情况

地州	开办项目	地州	开办项目
昆明	城乡居民大病医疗保险	西双版纳	城镇居民大病补充医疗保险 农村居民大病补充保险
曲靖	城乡居民大病医疗保险	保山	城镇居民大病补充医疗保险 农村居民大病补充保险
楚雄	城镇居民大病补充医疗保险 农村居民大病补充保险	普洱	城镇居民大病补充医疗保险 —
大理	城镇居民大病补充医疗保险 农村居民大病补充保险	文山	城镇居民大病补充医疗保险 农村居民大病补充保险
德宏	城镇居民大病补充医疗保险 农村居民大病补充保险	玉溪	城镇居民大病补充医疗保险 农村居民大病补充保险
红河	城镇居民大病补充医疗保险 农村居民大病补充保险	昭通	城镇居民大病补充医疗保险 —
丽江	城镇居民大病补充医疗保险 农村居民大病补充保险	迪庆	城镇居民大病补充医疗保险 —
临沧	城镇居民大病补充医疗保险 农村居民大病补充保险	怒江	城镇居民大病补充医疗保险 —

资料来源：云南保监局。

在城镇居民方面，由于各个州（市）的经济发展程度各不相同，其经办模式和保障程度不尽相同，但可实现"基本+大病"9万～15万元的保障。其中玉溪市由医保管理中心负责经办，其他14个州（市）由商业保险机构负责经办。2013年由参保居民自愿购买，2014年起从基本医保基金中支付，即参保居民不再交纳大病医疗保险保费。

新农合方面，除昭通、普洱、迪庆3个州（市）外，其他13个州（市）均采取不同的运作模式开展了农村居民大病补充保险，可实现"基本+大病"10万元以上的保障，其中楚雄、玉溪等州市取消了最高封顶线的限制。曲靖、楚雄、文山、丽江等州（市）采取政府购买服务方式，交由商业保险机构经办，资金从新农合基金结余中提取；临沧、红河等州（市）采取商业保险机构承保方式，由农民自愿购买；其余州市仍由卫生部门合管办负责经办。

大病保险的服务流程是根据大病保险招标服务要求对中标保险公司所属规划区内的医疗费用达到大病保险赔付标准的病患案例实施抽查、审核、回馈等程序的依据。根据参保群众就医选择的不同，分为统筹区域内就医和统筹区域外就医（异地就医），大病保险服务流程如图 3-1 所示。

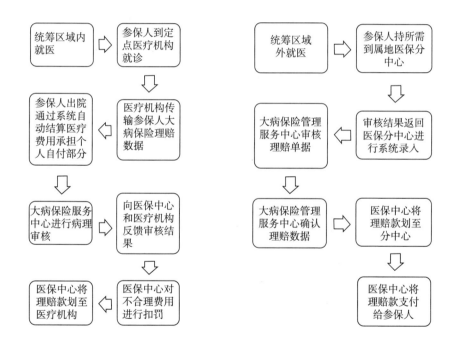

图 3-1　大病保险服务流程

2013 年云南省大病医疗保险除政府独自经办和自愿购买之外，由政府购买服务模式共承保 1168.75 万人，占全省基本医疗保障人群的 30%，实现保费收入 3.15 亿元。截至 2013 年 12 月 31 日共产生赔款约 1.3 亿元，各州（市）赔付情况如表 3-4 所示。

表 3 - 4　2013 年政府购买服务模式大病医疗保险各州（市）赔付情况

地区	保障人数（万人）	保费收入（万元）	赔款（万元）	结余（万元）
曲靖	城镇居民：46.85	16 500	851.52	14 350.54
	农村居民：501.83		1 297.94	
楚雄	214.59	5 400	4 734.76	665.24
文山	310.68	7 700	4 597.23	3 102.77
丽江	94.80	1 900	1 263.74	636.26
合计	1 168.75	31 500	12 745.19	18 754.81

资料来源：云南保监局。

从 2013 年云南省大病医疗保险由政府购买服务模式的经营情况来看，政策实施之初覆盖人群有限，只覆盖全省 30% 的基本医疗人群，第一年运作情况良好，大病医疗保险基金结余率达 59.5%，较好地满足了大病医疗保险保本微利的基本要求。

2. 2014 年云南省大病保险发展情况

2014 年云南省大病医疗保险制度建设工作在 2013 年的基础上进一步开展。截至 2014 年 12 月末，除迪庆州正在筹划方案之外，其余 15 个州（市）已经基本实现大病医疗保险全面覆盖。政府购买服务模式下，保险公司已在云南省 13 个州（市）共承办了 19 个城乡居民大病保险项目。其中昆明和曲靖的城乡统筹大病保险项目 2 个；云南省属在昆高校大学生保险项目 1 个；城镇居民大病保险项目 11 个（玉溪、迪庆、怒江除外）；农村居民大病保险项目 5 个（丽江、文山、楚雄、临沧、昭通）。2014 年云南省大病医疗保险开展情况如表 3 - 5 所示。

表 3 - 5　　　　　　　　2014 年云南省大病医疗保险开展情况

地州	开办项目	地州	开办项目
昆明	城乡居民大病医疗保险	西双版纳	城镇居民大病补充医疗保险 —
曲靖	城乡居民大病医疗保险	保山	城镇居民大病补充医疗保险 —

地州	开办项目	地州	开办项目
楚雄	城镇居民大病补充医疗保险 农村居民大病补充保险	普洱	城镇居民大病补充医疗保险 —
大理	城镇居民大病补充医疗保险 —	文山	城镇居民大病补充医疗保险 农村居民大病补充保险
德宏	城镇居民大病补充医疗保险 —	玉溪	城镇居民大病补充医疗保险 农村居民大病补充保险
红河	城镇居民大病补充医疗保险 —	昭通	城镇居民大病补充医疗保险 农村居民大病补充保险
丽江	城镇居民大病补充医疗保险 农村居民大病补充保险	迪庆	— —
临沧	城镇居民大病补充医疗保险 农村居民大病补充保险	怒江	城镇居民大病补充医疗保险 农村居民大病补充保险

资料来源：云南保监局。

2014年云南省大病医疗保险与2013年相比在筹资标准和报销范畴方面更加标准化和规范化，新增了保险业参与经办模式，2014年保险业参与大病医疗保险项目各州（市）承保情况如表3-6所示。其中云溪市和怒江州采取的是政府独自经办模式，迪庆州尚未开展大病医疗保险。截至2015年6月，云南省16个州（市）已经全部开展大病医疗保险业务，已经实现全省覆盖。

表3-6　2014年保险业参与大病医疗保险项目各州（市）承保情况

地区	筹资标准 （元/人）	最高补偿金额 （万元/人）	起赔自付标准 （万元/人）	分段赔付比例
昆明	20（城乡居民）	5.8	2	20 000~30 000元（含）：50% 30 000~40 000元（含）：60% 40 000~50 000元（含）：70% 50 000~100 000元（含）：80%
曲靖	30（城乡居民）	20	1（城镇） 0.7（农村）	10 000~20 000元：50% 20 000~40 000元：55% 40 000~65 000元：60% 65 000~100 000元：65% 100 000元以上：70%

续表

地区	筹资标准 （元/人）	最高补偿金额 （万元/人）	起赔自付标准 （万元/人）	分段赔付比例
楚雄	30（城镇） 45（特殊人群） 25（农村）	6（城镇） 无上限（农村 和特殊人群）	3（城镇） 0.3（农村）	80%（城镇） 3 000～10 000元（含）：50% 10 000元以上：60%（农村）
大理	30（城镇）	6	3	70%（城镇）
德宏	50（城镇）	6	3	70%（城镇）
红河	28（城镇）	12	3	80%（城镇）
丽江	50（城镇） 30（特殊人群） 20（农村）	6（城镇） 20（农村和 特殊群体）	3（城镇、 特殊人群） 0.3（农村）	70%（城镇） 3 000～10 000元（含）：50% 10 000～30 000元（含）：55% 30 000～50 000元（含）：60% 50 000元以上：70%（居民）
临沧	35（城镇） 20（农村）	15（城镇） 20（农村）	3（城镇） 0.25（农村）	70%（城镇） 2 500～20 000元（含）：50% 20 000～100 000元（含）：60% 100 000元以上：70%（农村）
西双版纳	35（城镇）	6	3	70%（城镇）
保山	30（城镇）	6	3	70%（城镇）
普洱	50（城镇） 30（特殊人群）	6	3	一般疾病70% 特殊疾病80%
文山	38（城镇） 25（农村）	6（城镇） 20（农村）	3（城镇） 0.35（农村）	70%（城镇） 3 501～10 000元（含）：50% 10 000～30 000元（含）：55% 30 000～50 000元（含）：65% 50 000～200 000元（含）：70%（农村）
昭通	30（城镇） 20（农村）	20（城镇） 30（农村）	1（城镇） 0.2（农村）	10 000～30 000元（含）：50% 30 000～50 000元（含）：60% 50 000元以上：70%（城镇） 5 000～30 000元（含）：50% 30 000～50 000元（含）：60% 50 000元以上：70%（农村）

续表

地区	筹资标准（元/人）	最高补偿金额（万元/人）	起赔自付标准（万元/人）	分段赔付比例
在昆省属大学生项目	20	无上限	自付费用超过2 000元且基本医保基金赔付超过3万元	90%
怒江	—			
玉溪	—			
迪庆	—			

资料来源：云南保监局。

截至2014年12月31日，云南省大病医疗保险共计承保2 458.64万人，占全省基本医疗保障总人数的比重约为60%，各州（市）赔付情况如表3-7所示。2014年累积赔款总额为6.52亿元，赔款支出为4.6亿元，提供13万人次的大病医疗保险补偿。从全年的赔付情况来看，基本达到了收支平衡、保本微利的目标，但楚雄、丽江和楚雄的大病保险业务出现医保基金政策性亏空。

表3-7　2014年保险业参与大病医疗保险项目各州（市）赔付情况

地区	承保人数（万人）	基金规模（万元）	赔款支出（万元）	基金结余	承办公司
昆明	384.43	7 688.60	4 841.43	2 847.17	平安养老、人保财险、太保寿险、大地保险
楚雄	235.96	6 083.74	8 045.45	-1 961.71	人保健康
曲靖	546.85	16 405.63	16 036.69	368.94	人保健康、人保财险、中国人寿、太保寿险
丽江	102.45	2 144.60	2 297.55	-152.95	人保健康人保财险
文山	332.20	9 114.61	8 961.53	153.08	人保健康人保财险

续表

地区	承保人数 （万人）	基金规模 （万元）	赔款支出 （万元）	基金结余	承办公司
临沧	205.83	4 229.10	2 227.53	2 001.57	人保健康
保山	16.50	495.00	274.89	220.11	人保健康
德宏	8.11	405.82	182.45	223.37	人保健康
西双版纳	10.50	398.23	180.64	217.59	人保健康
大理	17.00	510.00	178.90	331.10	人保健康
普洱	12.68	558.15	179.52	378.63	人保健康
红河	39.77	1 113.58	732.43	381.15	人保健康
昭通	508.69	15 310.32	837.41	14 472.91	人保健康 人保财险
在昆省属大学生项目	37.67	753.45	995.92	−242.47	人保健康
怒江	—	—	—	—	—
玉溪	—	—	—	—	—
迪庆	—	—	—	—	—
合计	2 458.64	65 210.83	45 972.34	19 238.49	

资料来源：云南保监局。

3. 大病保险经办服务模式现状分析

自2013年云南省开展大病医疗保险以来，大病保险经办服务模式形成了政府购买和政府独自经办两种服务模式。政府购买服务模式是指政府通过招标，保险公司通过投标、竞标的形式对城乡居民、职工大病医疗保险进行承办工作，并作为大病医疗保险日常报销、审核工作的主要执行者，政府则作为政策制定者、监管者的身份对保险公司工作进行监管的模式，这是符合大病医疗保险开展准则中政府主导，专业运作的基本原则的保险业服务业医疗服务体系改革的新模式。政府独立经办模式是指利用原有经办基本社会医疗服务的各个职能部门承办城镇职工、居民、农村居民大病医疗保险业务的模式。

截至2014年12月末，云南省16个州（市）除迪庆州正在筹划方案之外，其余15个州（市）已经基本实现大病医疗保险全面覆盖，其中，有13个州（市）通过政府购买服务模式来开展大病保险，玉溪州为政府独自经办模式。

对于政府购买服务模式和政府独自经办模式，可从社会医疗保障基金安全性角度来比较和分析。

政府购买服务模式由于保险公司的参与形成了对医院医疗行为的多层监管的体系，以及对社会医疗保障基金的多层社会治理模式，政府购买服务模式体系分析如图3-2所示。在这种新型监管和服务模式下，一方面，对于社会医疗保险基金的使用更加科学化和明晰化，保障了社会医疗保障基金的安全性，维持了社会医疗保障体系的稳定发展；另一方面商业保险公司的参与为保险业服务医疗保障体系改革问题提供了可供借鉴的服务模式，保险业的参与通过提供其专业化的风险管理和审核手段减少了社会医疗保险基金的不合理费用的支出，节约了社会公共医疗资源。

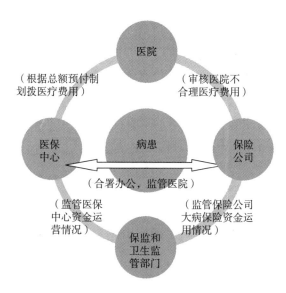

图3-2 政府购买服务模式体系分析

政府独自经办模式（见图3-3）是传统的基本医疗保险经办模式，依靠医院、医保中心、卫生监管部门三方对于大病医疗保险业务进行经办。传统的基本医疗保险经办模式有诸多不足，主要体现在信息披露不透明、工作效率较低、医疗资金浪费等问题。政府独自经办模式与政府购买服务模式相比，从其监管结构上就可以看出其监管力度不够。作为政府职能部门的医保中心和卫生监管部门在信息披露环节存在多种限制，外界并不能及时了解医保基金的支付情况，造成监管信息披露不透明。工作效率较低是由于医保中心和卫生监管部门既要负责基本医疗的审核和监督，也要负责大病医疗保险的审核和监督，这给政府职能部门增加医疗保险审核监管工作造成难度。由于政府职能部门人员编制扩充方面存在限制，其在医疗费用审核环节出现人员编制与工作量不配致使审核工作效率较低。同时，在有关异地报销环节中，缺乏跨省就医病患信息传送平台导致异地报销工作存在耗时过长的问题，且政府职能部门缺乏关于绩效考核的相关标准，对于审核工作的时间效率缺乏注重，也会造成工作效率低下。医疗资源浪费的主要原因是政府职能部门的医保中心和卫生监管部门缺乏对于医疗风险控制的相关专业化技能和服务经验，对于因病患和医院的道德风险所产生的非必要检查、重复检查所导致的公共医疗资源浪费的行为无法进行有效控制，这就造成了无法对重大疾病发病前风险进行及时的控制，进而造成了公共医疗资源的浪费。

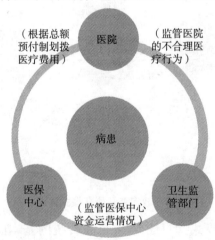

图3-3　政府独自经办模式体系分析

对比政府购买服务模式和政府独自经办模式的区别，我们可以总结出政府购买服务模式具有以下几点优势：一是开创了保险业服务体系改革新模式，保险业参与医疗服务经办业务是引入优势保险专业化服务和资源对于社会医疗保障体系发挥社会治理职能的体现，具有时代优势。二是提高了社会医疗保障工作效率。引入保险公司对于医疗保险审核工作的专业化服务，提高社会医疗保险的审核工作效率。三是节约社会医疗公共资源。引入商业保险公司的专业的风险控制手段和商业保险公司的审核机制，特别是通过发病前的事前风险控制和对医疗保险费用的审核，控制了不合理医疗费用的产生，节约了社会公共医疗资源。四是节约政府部门人力成本支出。保险业服务大病医疗保险公司与医保中心开展联合办公，减轻了医保中心独自经办大病医疗保险的业务量，减少了政府部门对于经办大病保险服务的人力成本支出。

（二）云南省大病医疗保险取得成效

1. 国家惠民工程得到实施

大病医疗保险是国家在即有基本医疗保险的基础上开展的另一重大惠民工程，其根本目的在于缓解当前高昂医疗费用下人民群众"因病致贫、因病返贫"的现象，维护人民群众日常生活的稳定。云南省大病医疗保险顺利和稳固进行是对于国家提出的开展全民"城乡居民大病医疗补充保险"要求的落实。针对当前我国医疗费用居高不下和基本医疗保险保障水平过低导致的大病医疗费用负担过重的现状，大病医疗保险的开展进一步完善了城乡居民的医疗保障制度，多层次地健全了我国医疗保障体系，有效提高了我国全民医疗保险保障程度，在我国社会保障发展进程中是一项具有历史意义的惠民工程。

开展城乡居民大病补充医疗保险项目，一是减轻人民群众大病医疗费用负担，解决因病致贫、因病返贫问题的迫切需要；二是建立健全多层次医疗保障体系，推进全民医保制度建设的内在要求；三是推动医保、医疗、医药互联互动，并促进政府主导与市场机制作用相结合，提高基本医疗保障水平和质量的有效途径；四是进一步体现互助共济、促进社会公平正义的重要举措。云南省大病医疗保险工作的顺利开展是云南省社会保障体系不断健全的重要体现，是惠及云南省 4 600 万人民群众的重大惠民工程。

2. 政府职能转变得到落实

大病医疗保险的运作模式与传统的社会基本医疗保险相比真正实现了政府职能的转变。传统的社会基本保险都是由政府独立承办的，政府同时担负政策制定者、执行者、监督者的角色，这就造成工作效率较低、医保基金浪费、运营成本过高、基金监管不透明等突出问题。而大病医疗保险采取政府购买服务的模式，政府负责基本政策制定、组织协调、筹资管理、监管指导等工作，商业保险业公司执行大病保险审查、报销的具体工作，真正实现角色和职能的转变。这一方面利用了商业保险机构的专业优势，提高了大病保险的运行效率、服务水平和质量，降低了大病医疗保险的运营成本；另一方面，政府部门可以从众多的事务中解放出来，专心做好政策制定、指导监督、审计评估等方面的工作，履行其大病医疗保险监督者的职能。

政府职能转变的关键在于科学和合理地放权于市场。以大病医疗保险为例，政府将大病医疗保险具体的审核工作交给专业化的商业保险公司去执行，这是对市场优势资源的有效利用。引入商业保险公司经办大病医疗保险业务是云南省政府职能转变的具体体现之一。

3. 全民医保水平得到提高

大病医疗保险是在基本医疗保险的基础上提供给人民的第二层级的医疗费用保障。在基本医疗和大病医疗保险的基础上，各个州（市）根据自身特点开发出了"基本＋大病＋其他补充"多层次保障的特色医疗保障体系模式。例如，昭通市形成了"基本＋大病＋民政医疗救助"三层医疗保险保障体系。大病医疗保险制度的建立明显提高了云南省全民医疗保障水平，昆明市大病医疗保险承保方案就是一个很好的例证，昆明市社会医疗保险保障情况如表 3－8 所示。

表 3－8　　　　　　　　昆明市社会医疗保险保障情况

分类	城乡居民	城镇职工
基本医疗保障程度（万元）	6	5.9
大病医疗保障程度（万元）	10	20
医保最高支付限额（万元）	11.8	23.9
提高保障额度（万元）	5.8	18

资料来源：云南保监局。

大病医疗保险建立的目的就是从根本上解决当前高医疗费用和低医疗保障水平之间的矛盾，缓解当前人民群众因病致贫和因病返贫的现象。基本医疗保险、大病医疗保险和其他补充医疗保险，以及社会医疗救助等的协同互补、有效衔接，放大了社会医疗保障金的效用，提高了城乡居民医疗保障程度。以基本医疗和大病医疗保险为基础的多层次医疗保险保障体系的建立，为其他省份创建高保障程度的多层次医疗保险体系提供了可资借鉴的模式。

4. 保险行业得到有利发展

大病医疗保险独有的向商业保险机构购买大病保险的经办模式决定了保险行业须参与其中。在保本微利、持续发展的原则下，通过设立成本和利润上限，从建立风险调节机制、降低管理成本、合理分摊费用、加强医疗审核等方面着手，既保障了公司的经济效益，也为城乡居民大病保险可持续发展奠定了基础。同时，大病保险的开展拉近了保险公司和参保群众的距离，公司通过上门收集补偿信息、委托新农合经办机构代办等方式，完成大病保险各项理赔、服务工作，让群众得到了便捷、优质的服务，政府和群众满意度不断提高，保险业行业形象得到很大改善。

大病医疗保险的政府购买服务模式有助于推动商业保险业服务云南省医疗保障体系改革工作的进程，有利于增强保险业与政府之间的合作、互信、互惠关系，使保险业在未来发展中能更多地参与除社会医疗保障体系之外的养老、护理、建工等更多项目中去。这既能减轻政府的负担，又有助于商业保险在参与政府合作项目中体现自身价值，真正发挥保险业社会治理的职能。

5. 开创特色医保体系模式

云南省大病医疗保险实施以来，已经开发出昆明和曲靖的同城同保、楚雄的三位一体、昭通的民政医疗救助补充保险三种特色模式。

（1）昆明和曲靖的"同城同保"模式

2013 年 1 月 1 日起云南省正式开展大病医疗保险工作，其经办模式以政府购买服务、政府独自经办两种模式为主。实施之初，分别在昆明和曲靖开展城镇居民和农村居民统筹标准病大病医疗保险试点，在昆明开展同城同保模式。同城同保是指大病医疗保险开展地区将其城镇居民基本医疗保险和农村居民新型合作医疗保险进行包括政策、待遇、经办、运行系统等进行统一管理，其目的在于方便大病医疗保险工作的顺利开展和运作。统筹之后的大病医疗保险简称城乡居民大病医疗保险。当前这种以统筹城乡基本医疗保险为特色的保障模式主要由基本医疗保险和大病医疗保险组成，这种整合城乡居民基本医疗保险的主要制度优势在于能够减少基本医疗保险的日常报销、审核、支付等工作量，节约人力成本和时间成本，统筹基本医疗保险的同时统筹了大病医疗保险，为大病医疗保险工作的顺利进行奠定了基础。

大病医疗保险是基本医疗保险基础上的第二层级的医疗保险保障，施行统筹的基本医疗保险制度和统筹的大病医疗保险制度。统筹的城乡居民大病医疗保险在其缴费保准、保障程度、服务流程方面都有统一的标准。昆明和曲靖同城同保模式是将城乡居民基本医疗保险进行统筹之后再进行大病医保的推广工作，这样做可以简化基本医保审核工作，节约人力成本和时间成本。

（2）楚雄"三位一体"的模式

2008 年楚雄州开展了城镇职工、城镇居民及农村居民的大病补充医疗保险制度，在当时形成了"三位一体"州级统筹大病补充医疗保险体系，惠及全州 270 余万人，在当时被誉为新医改的楚雄模式。2013 年，云南省开展全省大病医疗保险工作，农村居民参保人不再另行缴费，其费用由新农合医保基金支付。

这一模式经过五年的运行，取得了良好的成效。一是提高了参保群众保障水平。2010 年至 2013 年受益群众达 7.4 万人，赔付金额共计 26 100 万元，有效缓解了参保群众因病致贫、因病返贫及看病难、看病贵等问题，让参保群众真正得到实惠。二是发挥了公司的风险管理优势，增强对医疗机构和医疗费用的制约。政府部门、保险公司和定点医院之间形成了互相监督、互相制约的机制，降低了医疗成本，最大限度地确保基金的合理使用，维护参保群众的利益。如，2012 年查实不合理费用百万余元。三是提高了服务的便捷性。公司利用覆盖全省甚至全国的服务网络和统一的信息系统，为参保群众提供异地就医结算和报销审查等服务，提高大病保险的服务水平，同时积极探索异地就医报销审核，大大方便了参保群众就医和结算。四是有效降低了政府公共服务成本。政府负责制定政策，宣传扩面，把具体的运营管理、费用结算交由公司完成，节省了人力、物力，减轻了资金和人员编制压力。

（3）昭通的民政救助补充医疗保险模式

2010 年以来，为了进一步减轻五保、低保等优抚人群的医疗负担，昭通市民政局委托分公司承办民政救助团体补充医疗保险，利用民政医疗救助资金为城乡低保、农付低保和农村"五保三类"特殊困难人群购买商业保险公司团体补充医疗保险。参保患者通过城镇居民基本医疗保险和新型农村合作医疗报销后，商业保险公司对于个人自付部分按一定比例进行赔付。2010 年，昭通市民政救助补充医疗保险在昭通市的盐津县和水富县先行试点。2011 年，经昭通市政府同意，推广至昭通全市，保费仍由民政医疗救助资金缴纳。从 2013 年大病医疗保险开展至 2014 年末，商业保险公司累计赔付 76 700 人次，赔付金额 4 129 万元，为当地多层次医疗保障体系的建设发挥了重要作用。

昭通民政救助补充医疗保险业务经过三年多的运行，取得了较好的成效。一是降低了低保、优抚人群医疗费用负担。昭通市为低保、优抚人群建立了"基本医疗保险＋大病医疗保险＋民政救助医疗补充保险＋民政二次救助"四层保障的民政医疗救助体系。若五保、低保优抚人群在重大疾病住院时，经第一层基本医疗保险报销后，个人医疗费负担比例约为67.18%；经第二层大病医疗保险报销之后，个人自担费用下降到37%；经第三层民政救助医疗保险补偿后，个人医疗费用负担比例约为15%，下降了22%。二是减少审批程序，规范救助方式。实现了与城镇居民医疗保险、新农合的无缝对接，统一了救助标准，扩大了救助覆盖面。三是实行民政医疗救助信息管理系统网络化管理，实现了补充医疗保险与基本医疗保险的"一站式"即时结算，现场减免。四是提升了民政医疗救助资金使用效率。截至2013年末，昭通市民政医疗救助资金累计支付4 550万元，将资金充分支付给那些看病后自付比例较高的五保、低保优抚人群，医疗救助资金大量结余的状况得到很大改善，救助资金的使用效率得到较大提升。

从楚雄的"三位一体"和昭通的民政医疗救助补充保险成功模式中，我们可以总结出特色医疗保障体系模式具有以下几点成果：一是健全了多层次医疗保障服务体系；二是进一步提高了医疗保险保障程度；三是扩大了社会保障基金的使用效用；四是社会医疗保险保障基金有结余。

三、相关商业保险经营现状与取得成效

（一）商业补充医疗保险

1. 经营现状

商业补充医疗保险对社会基本医疗保险具有补充作用，它向社会公众提供社会基本医疗保险之外的由商业保险公司经营的包括普通门诊、

住院、意外伤害、手术医疗保险，以及特种疾病医疗保险项目。其是为了满足人民群众对于多样化、高水平的补充医疗保障需求，并向其提供专业化健康管理服务以满足其身体健康的需求，完善多层次的社会医疗保障体系。

商业健康保险产品主要种类包括护理保险、疾病保险、失能保险、医疗保险四大类。从云南省 2010—2014 年主要经营的商业健康保险产品来看，四大险种之中商业补充医疗保险产品的保费占比最大，2010—2014 年云南省商业健康保险主要险种经营、发展情况如表 3－9 和图 3－4 所示。

表 3－9　　　2010—2014 年云南省商业健康保险主要险种经营情况　单位：万元

年份		2010	2011	2012	2013	2014
保险保费收入	健康险	134 287.0	159 809.4	206 719.0	250 613.6	368 562.6
	护理保险	481.8	1 305.5	2 805.6	6 244.8	37 775.0
	疾病保险	35 065.8	43 730.4	61 539.1	91 801.0	134 967.1
	失能保险	138.9	166.4	140.8	140.8	135.5
	医疗保险	98 600.5	114 607.1	142 233.4	152 426.9	195 685.0
保险赔付支出	健康险	85 432.8	99 552.8	114 800.3	135 033.5	208 938.6
	护理保险	9 529.5	17 473.6	1 739.0	3 114.3	2 219.0
	疾病保险	3 158.2	4 468.4	7 052.9	17 265.5	40 564.6
	失能保险	50.7	68.8	44.0	24.5	29.0
	医疗保险	72 694.4	77 541.9	105 964.5	114 629.2	166 126.0

资料来源：云南保监局。

2013 年商业健康险保费收入增长至 25.06 亿元，4 年间年均复合增长率达 18.92%，比同期全国商业健康保险保费收入增长率高 0.64 个百分点。健康险保费收入占当年商业保险保险保费收入的比重从 2009 年的 6.96% 增长至 2013 年的 7.81%。2013 年全国商业健康保险保费收入占全部商业保险保费收入的比重仅为 6.52%。从 2010—2014 年商业健康险的主要经营情况来看，商业补充医疗保险保费收入 5 年复合增长率达 20%，保费收入达 19.57 亿元，已经成为云南省商业健康保险的重要组成部分。与全国情况相比,不管是在保费收入增长率,还是在商业保险保费收入占比上,云南省商业补充医疗保险发展情况都高于全国平均水平。

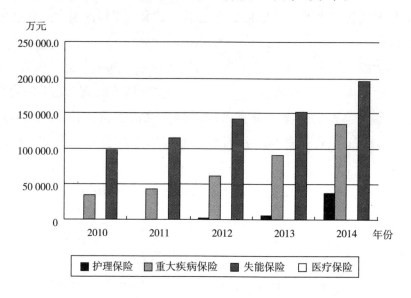

图 3-4 2010—2014 年云南省商业健康险各险种发展情况

2. 取得成效

商业补充医疗保险作为商业健康保险产品的一种类型,其在保障性功能和社会公众接受程度两方面表现突出,这主要是由于当前我国在社会基本医疗保障上存在保障程度不足,商业补充医疗保险可以为人民群众提供更高层次的补充医疗保障。当前云南省的社会基本医疗保障体系可为城乡居民和城镇职工提供最高 11.8 万元和 23.9 万元的基本医疗保障,而当前的问卷调查结果显示,此保障水平只能应对一般疾病所产生的医疗费用。商业补充医疗保险就是为有购买力的人民群众提供更高层次的医疗保障,以应对重大、特大疾病所产生的巨额医疗费用。

短期医疗保险是商业补充医疗保险发展中的亮点。2013 年云南省实现商业保险保费收入 320.77 亿元,在全国 36 个辖区内仅排在第二十位。短期健康险实现保费收入 16.99 亿元,全国排名第九位,占商业保险保费收入的比重为 5.30%,全国排名第三位。支付赔款 12.24 亿元,全国排名第八位。实现承保利润 0.95 亿元，全国排名第一位。依靠良好的社保补充商业健康保险做基础，云南省的短期健康险发展走在了全国前列，并涌现出了楚雄"三位一体"等全国先进经验模式。

（二）健康管理服务

1. 参与全流程医疗风险控制

云南省保险业在开展商业健康保险业务的同时，积极探索健康管理服务，把健康保险与健康管理相结合，逐步使健康保险由原始的费用报销和经济补偿功能向发生疾病前、疾病中、疾病后全流程的综合性健康保障方向发展，充分实现服务与风险控制的有机结合，拓展健康保险服务领域。例如，人保健康公司构建了以诊疗绿色通道、慢性病管理、家庭医生、异地转诊为核心服务项目的专业化健康管理服务体系，建立了病前健康管理、病中诊疗监控、病后赔付核查的"三位一体"全流程医疗风险管控机制。健康管理发挥了"业务助推器"和"风险助控器"的功能，既为公司业务发展提供了有力的支持，也在风险管理方面也发挥着重要作用。保险的社会管理功能契合了政府的需求，云南省商业保险公司参与社会补充医疗保险的经办工作中在创新社会治理、服务医改等方面作了一些积极的尝试，在全省开展的城镇职工商业大病补充医疗保险、民政救助、办理医保卡、公务员商业大病补充医疗保险等项目中都取得了较为显著的成效。

2. 参与健康管理服务产业链整合

在参与健康服务产业链整合方面，商业保险做了以下工作：一是丰富健康管理的服务形式和内容，将健康管理服务扩展到健康筛查、健康评估、健康干预、健康咨询、就医服务、疾病管理、远程医疗、医药服务、养生保健和康复护理等项目，通过为客户提供全生命周期、全产业链的健康管理服务，满足客户多样化的健康服务需求，提高客户信赖度和满意度，促进公司各类业务的发展。二是紧紧围绕"人民保险，服务人民"理念，以打造"人民医院＋N 个定点医院"为依托，大力发展可覆盖全国的医疗服务网络，推进医疗网络建设。目前云南省已经与省肿瘤医院、省第一人民医院、省第二人民医院、昆医附一院、昆医附二院、延安医院、市第一人民医院、市中医医院等省内知名的三甲医院、专科医院和综合性医院建立了健康管理服务方面的合作，医疗网络已全面覆盖保险公司三级机构，可为客户提供健康保险产品、挂号检查预约和结果查询、医疗费用直接结算、住院前后健康管理等方面不同类别的服务，并通过远程诊断技术使国内知名医院专家为省内客户提供跨省诊断服务，实现资源共享。三是通过与第三方专业健康管理机构合作，为客户提供全方位健康管理服务。主要做法是，公司借助第三方健康管理公司平台的资源和技术力量，在丰富和完善公司健康管理服务内容的同时，了解客户健康信息并建立个人电子健康档案系统，实现了客户随时通过互联网或手机微信端查询个人健康档案的功能。

3. 服务医保卡支付和盘活医保资金

在参与医保卡支付手段和盘活医保资金方面，商业保险公司已经作出规划。主要是在保障医保基金安全且有结余的前提下，通过充分发挥保险公司自主风险管控特色，遵循医保资金"取之于民，用之于民"的原则，为参保人员提供健康管理服务。具体做法和规划：一是参保人员可使用医保卡结余资金购买商业健康管理产品，包括体检产品、健管服务等产品。保险公司通过体检和监管服务为参保人员建立电子健康档案信息，通过商业保险公司的后台数据分析库，为其提供个人健康评估与亚健康改善计划指导，并为患病人群提供就医指导等多形式的健康服务。二是利用结余的医保资金提供多元化服务方案。按照国务院相关规定，政府通过购买健康管理服务提升对参保人员的保障力度。如为慢性病人群提供定期体检、建立电子健康档案、实施慢性病管理等系列健康管理服务，降低慢性病人群的住院发生率，既体现了社会保障基金的职能，又能进一步增强基金安全。

（三）长期护理保险

1. 经营现状

长期护理保险是商业健康保险的主营业务险种之一，从 2010—2014 年云南省商业健康保险的经营情况可以看出，护理保险保费从 481.8 万元增长到 37 775 万元，如图 3 - 5 所示。保费收入占比从 2010 年的 0.36% 上升到 2014 年的 10.25%，保费 5 年平均复合增长达 15.5 倍，如图 3 - 6 所示。云南省商业护理保险经过 5 年的发展，已经成为云南省商业健康险中保费收入占比第三大险种。

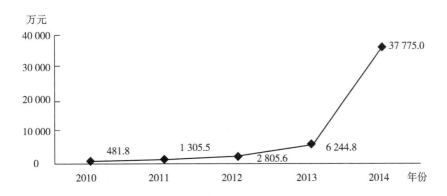

图 3 - 5　2010—2014 年云南省护理保险保费收入

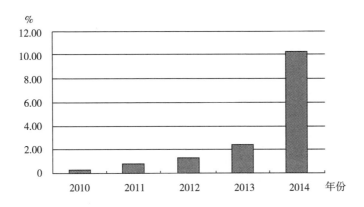

图 3 - 6　2010—2014 年云南省护理保险保费收入占比

长期护理险主要侧重于为被保险人在丧失日常生活能力、年老患病或身故时提供护理保障和经济补偿。其在保障功能上的特殊性决定了其保障人群多是面临养老风险压力的中老年人群体。当前我国面临着人口老龄化和"空巢家庭"双重危机，加之养老保险基金个人账户空账问题，这势必需要商业养老保险产品作为补充保障去分散当前全社会养老风险。

2. 取得成效

作为商业补充养老保险产品的重要组成部分，长期护理保险在云南省快速发展，取得了以下几点成效：一是缓解了社会养老保障基金的压力，完善了社会养老保障体系。自1993年我国养老保险制度改革以来，由于在改革之前养老基金没有积累，造成了当前养老基金个人账户空账的问题，这种"寅吃卯粮"的行为极大地影响了我国社会养老保障基金的可持续发展。长期护理保险的快速发展既缓解了养老保障基金的压力，又完善了我国社会养老保障体系。二是为"空巢家庭"和"失独老人"提供养老护理保障。由于我国当前尚未建立社会长期护理保险制度，人口老龄化导致"空巢家庭"和"失独老人"群体数量逐步增加，长期护理保险可满足这类群体对于护理保障和健康管理服务的需求。长期护理保险在云南省的稳步增长，说明长期护理保险正逢其时，符合市场需求。大力发展长期护理保险，一方面，是在我国尚未建立老年护理保险制度的情况下满足老年人群对于长期护理和健康管理服务保障需求，缓解社会养老压力；另一方面，也为保险公司带来新的保费渠道来源，使长期护理保险成为保险产业新的业务"增长极"。三是养老服务产业链条推动经济增长。长期护理保险作为养老保险主要代表产品，其在提供护理保障和健康管理服务的同时涉及医疗卫生、护理院、养老社区等多个产业，其快速发展也能为相关产业提供经济动力。云南省适宜的气候为其发展高质量的养老护理园区提供了优势条件。长期护理保险可通过提供多种类服务满足不同经济水平客户对于养老保障的需求，特别是针对高收入群体的养老保障服务，这也将带动相关地产、金融、医疗、护理等产业的经济增长。

四、云南省保险机构参与社会医疗保障体系建设现状与取得成效

（一）云南省基本医疗保障体系的现状介绍

1. 全面推进城乡居民大病医疗保障制度

2014 年，云南省全面推开覆盖城乡居民的州市级统筹大病保险试点工作，积极探索采取城乡统筹的方式开展大病保险试点。原则上年人均筹资标准为 20～40 元，资金分别从城镇居民医保基金和新农合基金中划拨，个人不再缴费。合理确定大病保险补偿政策，城镇居民大病保险起付线不低于 10 000 元，农村居民大病保险起付线不低于 5 000 元，保险机构实际支付比例不低于50%。城乡居民大病保险原则上应采取政府购买服务的方式选择商业保险机构承办。建立大病保险信息通报制度，大病保险筹资标准、待遇水平、年度收支情况等应向社会公开，接受社会监督。强化对城乡居民大病保险承办机构的监管，规范商业保险机构的承保、理赔流程。各地要对试点工作进展和运行情况开展总结评价。

（1）云南省保险业承办大病保险情况

截至 2014 年 9 月末，保险公司已在云南省 13 个州市共承办了 19 个城乡居民大病保险项目。其中昆明、曲靖为城乡统筹大病保险项目，共 2 个；云南省属在昆高校大学生保险项目 1 个；城镇居民大病保险项目 11 个（玉溪、迪庆、怒江除外），农村居民大病保险项目 4 个（丽江、文山、楚雄、临沧）。全省总覆盖人群已达 1 960.34 万人，约占全省参加城乡基本医保（含城镇居民基本医疗保险和新型农村合作医疗）总人数的 50.12%，其中昆明、曲靖、楚雄、临沧、文山、丽江均已实现城乡居民全覆盖。累计支付赔款 3.08 亿元，为 12.24 万人次提供大病保险补偿（大病保险补偿主要集中在年末和次年第一季度，异地就医未包含

在内)。此外,昭通市新农合大病保险项目于 11 月末举行了招投标,合同签署等工作正在进行。

(2) 云南省各州市大病保险保障方案

一是筹资标准方面。各地筹资标准为 20～50 元,其中昆明城乡居民、临沧农村居民、丽江农村居民筹资标准为 20 元,德宏州、普洱市、丽江市城镇居民项目筹资标准为 50 元。二是报销起付线方面。农村居民报销起付线为 2 500～7 000 元,其中临沧农村居民起付线为单次自付 2 500 元,曲靖农村居民起付线为累计自付 7 000 元;曲靖市、昭通市城镇居民起付线为累计自付 1 万元,其余起付线均为总额 3 万元;昆明城乡居民起付线为累计自付 2 万元。三是报销封顶线方面。农村居民报销除楚雄州不封顶外,其余均为 20 万元;城镇居民封顶线为 6 万～20 万元,其中丽江、文山、保山、普洱、楚雄、大理为 6 万元,曲靖、昭通为 20 万元;昆明城乡居民统一封顶线为 5.8 万元。四是报销比例方面。城镇居民除昭通外,均采用单一报销比例 70% 或 80%,城乡统筹及农村居民均为分段报销,报销比例为 50%～80%。城乡居民大病保险保障方案已基本达到《云南省 2014 年深化医药卫生体制改革重点工作任务》中关于大病保险保障程度的要求。

(3) 其他补充医疗保险开展情况

一是城镇职工商业大病补充医疗保险。2014 年全省共有省本级、昆明、曲靖、红河、临沧、大理、丽江、普洱、楚雄、文山开展了 10 个项目的城镇职工商业大病补充医疗保险工作,覆盖人群 343.81 万人,前三个季度累计支付赔款约 4.83 亿元(包含部分 2013 年赔款)。

二是公务员补充医疗保险。2014 年在昆明市三区五县、红河州本级、开远市、蒙自县和临沧市沧源县等 12 个地方开展公务员补充医疗保险,承保人数约 12.57 万人,前三个季度赔付金额约 776.71 万元。

三是民政救助群体补充医疗保险。经过在昭通市 3 年的积极探索,2014 年已经实现昭通全市 82 万城镇低保、农村低保和农村五保三类特殊困难人群全覆盖，前三个季度累计为特殊困难人群赔付 66 452 人次，赔付金额 2 689.14 万元。2014 年 7 月，楚雄州大姚县下发《大姚县城乡特困居民重特大疾病救助保险试点工作实施方案》（大政办发〔2014〕48 号），开始试点民政救助群体补充医疗保险，服务特困人群 4.28 万人。

四是医保卡项目。省人力资源和社会保障厅印发《关于进一步完善城镇职工基本医疗保险个人账户购买重大疾病商业补充保险工作的通知》后，保险公司积极响应，已开发了四款重大疾病商业补充保险产品，并向保监会、省人力资源和社会保障厅进行了备案。2014 年 12 月 1 日起，省本级职工社会保障卡医保个人账户累计结余超过 1 000 元以上部分，按照本人自愿的原则，可为本人或其直系亲属购买重大疾病商业补充保险，保险公司可提供 30 多种重大疾病保险保障，发生保险责任时给付保险金，期满即返还投保人所缴保费的 110%，提高了职工基本医疗保险个人账户基金的使用率，同时充分发挥了商业健康保险对社会医疗保险的补充作用。

（4）强化服务能力建设

首先，完善试点地区大病保险工作。试点州（市）曲靖 2013 年城乡居民大病保险启动晚，基础相对薄弱，承保公司充分发挥共保体的机构网络优势，分片区开展理赔工作，创新性地利用公安、农信社等机构的数据平台，安排专人负责提取数据，加班加点，完善参保人基础信息。通过银行转账、支票兑付等形式开展赔付，确保理赔资金到达参保人手中，并及时将理赔人次、赔付金额等数据上报政府相关部门和保监局，主动接受各方监督。目前承保公司已全面完成 2013 年的回补工作。保险公司实收保费 1.64 亿元（城镇居民 0.14 亿元，农村居民 1.5 亿元），累计赔付 2 4534 人次，共计赔付 1.2 亿元（城镇居民 0.18 亿元，农村居民 1.02 亿元），按照协议约定，超额结余部分将返还财政。

其次，建设专业服务队伍。保险公司在承办州（市）均建立了专业服务队伍，全省232名大病保险专职服务人员负责大病保险业务审核。通过现场巡查、抽查病历等方式开展对医疗行为和医疗费用的监督管理。同时，通过与医保及新农合办合署办公，协助政府部门做好基本医保（新农合）的基金监管工作，确保基本医保基金和大病保险资金安全。如昆明城乡居民大病保险项目自2014年4月正式开办以来，截至9月末，承办保险公司审核出不合理医疗费用共计约140万元。

最后，构建信息系统。承保公司开发了大病保险模块或独立大病保险信息系统，实现了与基本医保系统、医疗机构信息系统的对接，已在全省多家医疗机构实现大病保险"一站式"即时结算服务。承保公司开发的独立大病保险信息系统可实现就医数据的收集、分析及费用的预警功能，为下一步的费用管控打下了坚实的基础。临沧市开通了农村居民大病保险云南省内省本级六家三甲医院的异地即时结算服务，为其他州（市）的工作开展提供了参考。通过大病保险服务，保险公司采取多种措施对新农合基础信息进行完善，一定程度上促进了基本医保服务的提升。

2. 积极发展商业健康保险

目前，云南省落实商业健康保险发展的产业政策，推进商业保险机构参与各类医保经办，鼓励商业保险机构加快发展医疗责任保险、医疗意外保险，积极开发儿童保险、长期护理保险及与健康管理、养老等服务有关的商业健康保险产品。

（1）商业健康保险整体发展情况

目前云南省有31家保险公司可以经营商业健康保险业务，健康保险产品涵盖长期护理、失能、重大疾病等领域。2014年1-10月云南省保险业健康保险累计实现健康险保费收入33.32亿元，同比增长67.72%；累计赔款支出15.80亿元，同比增长50.65%。商业健康保险的发展对提高人民群众健康保障水平、缓解人民群众医疗费用支付压力起到了积极的作用。

（2）商业健康保险政策制定情况

2014 年 10 月 27 日，国务院办公厅印发了《关于加快发展商业健康保险的若干意见》（国办发〔2014〕50 号），根据意见精神，结合云南省实际情况，起草了云南省《关于加快发展商业健康保险的实施意见》。

（3）商业保险参与医保经办情况

2014 年 8 月 27 日，国务院常务会议指出，深化医疗体制改革要政府和市场"两手并用"，商业健康保险要发挥专业优势，探索经办各类医保的有效途径，与基本医保形成合力。云南省保险公司为此进行了积极尝试。如保险公司与红河州人社局签订专业审核委托书，州人社局通过购买服务的方式委托保险公司对城镇（职工、居民）基本医疗保险、工伤、生育保险"两定"医疗机构的服务行为进行审核。自 5 月审核工作启动以来，公司出动检查人员 387 人次，检查定点医疗机构 36 家，从医疗机构的仪器设备、药品购销台账、在床在院率、病历检查等多方面入手，审核出不合理费用 1 081 万元，追回医疗保险基金547.97 万元。保险公司专业优势充分发挥，实现了政府、医疗机构、群众和公司共赢的局面。

（4）医疗责任保险发展情况

云南保监局从服务民生工程、服务国家医疗卫生改革大局出发，按照《关于加强医疗责任保险工作的意见》（国卫医发〔2014〕42 号）要求，积极协调云南省卫生厅等部门大力推动医疗责任保险工作，并积极配合完成云南省医疗责任保险推进工作小组的各项工作。2014 年 1 – 10月云南省医疗责任险全年累计赔付 2 631.21 万元。医疗责任险的蓬勃发展充分防范化解了医疗纠纷，为构建和谐医患关系搭建了良性循环发展平台。

3. 加强医疗卫生全行业监管

《云南省加快推进城乡居民大病保险试点工作方案》（云政办函〔2014〕91 号）要求云南保监局研究提出引导商业保险机构积极控费的

考核奖励机制，云南省拟定了相关控费考核奖励机制，并征求了相关厅局的意见。医改办的意见是，继续完善控费考核奖励机制。人力资源和社会保障厅的意见是，城镇居民大病保险采取委托商业保险公司管理中已明确要求保本微利，加强监管，并自负盈亏。该文件可以作为监管机构要求商业保险公司加强内部管理、建立内部奖励机制的措施之一，不应作为政府文件下发。财政厅的意见是，建议对城乡居民大病保险业务开展奖励考核工作应由保险公司在与各地签订服务协议的基础上，自行制定内部控费措施，从规定的投保基金盈利中统筹考虑保险公司经办服务经费。卫生厅的意见未书面回复，口头回复与财政厅意见一致。云南省各相关政府部门需要进一步协调完善控费考核奖励机制。

4. 云南省基本医疗保障体系存在的特点

基于广覆盖、多层次、可持续的全民医疗保障体系建设理念，云南省已经先后建立起城镇职工、城镇居民医疗保险以及新型农村合作医疗三项制度并存的医疗保障体系。从制度运行现状看，整个基本医疗保障体系呈现如下特征。

（1）制度覆盖面不断扩大

随着城居保和新农保制度的不断深化，2013 年末全省参加城镇基本医疗保险总人数达 1 118.75 万人。其中，参加职工基本医疗保险人数457.96 万人（参保职工 324.64 万人，参保退休人员 133.32 万人），比上年末增加 5.74 万人；参加城镇（乡）居民基本医疗保险人数 660.79 万人（成年人 421.56 万人，中小学生儿童 205.01 万人，大学生 34.22 万人），比上年末增加 230.62 万人。整个基本医疗保障制度的覆盖面在 90% 以上，超过全国平均水平。从增长趋势看，城镇职工基本医疗保障制度的参保人数增长缓慢，而 2007 年的参保人数大幅度升高是因为昆明铁路局职工由封闭运行转为省医保参保。城镇（乡）居民基本医疗保险的参保人数自 2007年正式实施后增长迅速，但 2009 年之后增速放缓，到 2013 年又跃升至53.65%。云南省历年基本医疗保险参保人数见表 3-10。

表 3 - 10 云南省历年基本医疗保险参保人数

年份	城职保		城居保	
	参保人数（万人）	增长率（%）	参保人数（万人）	增长率（%）
2007	345.8	—	54.5	—
2008	356.8	3.18	261.4	379.63
2009	397.4	11.38	365.0	39.63
2010	414.8	4.38	405.7	11.15
2011	443.4	6.89	422.4	4.12
2012	452.2	1.98	430.2	1.85
2013	458.0	1.28	660.8	53.65

数据来源：《2007—2013 年云南省人力资源和社会保障事业发展统计公报》，云南省人力资源和社会保障网，http：//www.ynhrss.gov.cn/NewsView.aspx？NewsID = 6947&ClassID = 579。

（2）医保基金实现平稳增长

2013 年职工基本医疗保险基金收入 142.05 亿元（其中，保险费征缴收入 137.65 亿元），基金支出 122.56 亿元，当期结余 19.49 亿元，累计结余 159.49 亿元。而 2013 年城镇（乡）居民基本医疗保险基金收入 24.18 亿元（其中，参保实际缴费 3.52 亿元；各级财政补助 20.40 亿元），医疗保险基金支出 23.32 亿元，当期结余 0.86 亿元，累计结余 8.66 亿元。从增长趋势来看，城职保和城居保基金的当期结余均为正，说明基金收入完全能够满足医疗开支需求。但 2009—2013 年城职保和城居保基金收入年均 13.33% 和 46.90% 的增长率却低于 16.72% 和 60.44% 的基金支出增长率，表明医疗消费需求的扩张将增加医保基金未来的支付风险。云南省历年基本医疗保险基金收支情况见表 3 - 11。

表 3 - 11 云南省历年基本医疗保险基金收支情况 单位：亿元

年份	城职保			城居保		
	基金收入	基金支出	当期结余	基金收入	基金支出	当期结余
2009	86.56	67.44	19.12	5.75	3.72	2.03
2010	98.22	87.58	10.64	6.78	6.63	0.15
2011	102.03	91.66	10.37	10.49	9.59	0.90
2012	119.89	96.17	23.72	12.13	12.10	0.03
2013	142.05	122.56	19.49	24.18	23.32	0.86

数据来源：《2009—2013 年云南省人力资源和社会保障事业发展统计公报》，云南省人力资源和社会保障网，http：//www.ynhrss.gov.cn/NewsView.aspx？NewsID = 6947&ClassID = 579。

（3）医保经办能力明显不足

2013 年，云南省基本医疗的参保人数已超过 1 118 万人，医疗保险已成为五大社会保险中启动最晚、发展最快、管理手段最先进、参保人数最多的险种。目前，医疗保险经办机构规格低、编制不足、办公场所和经费缺乏等问题十分普遍，而医疗保险经办机构承担着职工医保、城镇居民医保、离休干部医疗保障、机关事业单位工伤生育医疗统筹等多项经办管理工作，今后还将承担城乡医疗保障制度一体化管理、看病就医"一卡通"和跨省异地联网结算等职能，医疗保险经办能力不足的问题十分突出。例如，2012 年省医保中心平均每个经办人员为约 2.3 万名参保人员服务，是全国平均水平的近 3 倍。同年省本级完成对 4.9 万人次的手工报销费用 1.2 亿元，医疗保险信息系统开发与管理不健全直接增加经办机构的工作量，影响医保政策的落实。此外，近年来医疗保险基金的欺诈、骗保行为呈上升趋势。2012 年全省各级医保经办机构通过审核稽核，累计追回违规医保基金 2 550 万元，征缴稽核涉及少报、漏报缴费基数 7 000 万元，少缴漏缴医疗保险费 667 万元，医疗保险反欺诈形势严峻。因此，提高医疗保险经办能力不仅是不断增大的医疗保险经办管理职能的需要，也是提高医保管理服务水平的迫切需要。

（二）保险机构参与医疗保障体系基本服务

鉴于基本医疗保障统筹层次提高、城乡一体化和经办资源整合的发展趋势，云南省商业保险公司在加强与城镇职工医保、居民医保和新农合的统筹衔接方面，主要以委托管理模式为主，充分发挥自身专业优势，积极尝试为基本医疗保障体系提供方案设计、咨询建议、委托基金管理、医疗服务调查、费用审核、报销、支付等服务，提高医疗保障的精细化管理与规范化运营，但不承担保障基金盈亏风险。目前，保险公司主要参与社会医疗保障体系以下几方面的经营管理。

一是与医保及新农合办合署办公，共同负责基本医疗保险的政策咨询、参保登记与变更、定点医疗机构管理、医疗服务行为巡查、报销凭证审核、医疗费用核算与报销等日常事务工作。根据新农合补偿的特点，保险公司通过两个渠道向农民提供"一站式"服务。一方面，在新农合定点医疗机构提供"一站式"即时结算服务。合作建立一体化支付结算平台，实现病人诊疗费用结算信息在保险公司、社保部门和定点医院之间的共享，并通过建立一体化咨询服务平台，向全市居民提供医保政策咨询服务；另一方面，在农合办提供"一站式"理赔服务。对于转外就医、患者自行垫付医疗费的情况，新农合补偿需要手工处理理赔案件，公司通过向农合办派驻合署办公人员与新农合补偿同步受理大病理赔，并通过转账方式将理赔款打入参保人个人账户，无须农民再到公司窗口提交理赔资料、领取赔款。同时，在医疗审核方面，保险公司不断加强人力物力的投入，降低了政府公共服务成本和人员编制压力。目前人保健康全省共有审核人员 162 人，城镇职工、城镇居民审核人员 80 人，新农合审核人员 82 人。截至 2014 年 12 月 31 日，共审核 2014 年案件 27.26 万件，审核不合理费用（含基本医疗）4 887.41 万元，人均审核件 1 699 件，人均审核不合理费用 30.16 万元。

二是强化医保基金的监督管理。充分发挥商业保险公司的风险管控能力，建立驻院巡查、风险审核、数据分析、专家评估风险管控机制，加强对病人就医的管理和对医疗待遇的审核工作，规范医疗机构和病人的行为，确保医保基金的正确合理使用。例如，保险公司与红河州人社局签订专业审核委托书，州人社局通过购买服务的方式委托保险公司对城镇（职工、居民）基本医疗保险"两定"医疗机构的服务行为进行审核。自 2014 年 5 月审核工作启动以来，公司出动检查人员 387 人次，检查定点医疗机构 36 家。从医疗机构的仪器设备、药品购销台账、在床在院率、病历检查等多方面入手，审核出不合理费用 1 081 万元，追回医疗保险基金 547.97 万元，实现了政府、医疗机构、群众和保险公司共赢的局面。

三是为基本医保提供技术支持。商业保险公司利用自身专业人才和精算技术为社会医疗保险在保费测算、待遇设置、费用审核等方面提供技术支持，保证在保费不变或略微上升的基础上最大限度地提高参保人的待遇水平。同时，商业保险公司充分发挥资产管理和投资运营的能力，试点新农合基金经办管理，通过委托管理方式代政府主管部门管理新农合基金，并收取一定额度的管理费用。此外，商业保险公司对一些特殊案件简化理赔报销流程，建立快速理赔通道。例如，人保健康在参保人理赔资料不全但并无重大瑕疵的情况下，在参保人补齐材料的过程中可先行赔付。这不仅提高了理赔报销的服务效率，也扩大了参保人就医的选择，提高了医疗需求的实现率。

（三）保险机构参与异地就医结算管理和服务

云南省自 2009 年正式启动异地就医即时结算试点工作以来，目前已基本实现省际异地就医即时结算。在省际异地就医结算方面，云南省分别在 2013 年 12 月、2014 年 9 月、2014 年 11 月启动与广州市、海南省、重庆市的联网结算工作，签订省际异地医疗保险合作框架协议，但首批实现异地结算的对象仅限于昆明地区城镇职工医保参保人。这标志着云南省医疗保险异地就医联网结算开始逐步向省际拓展延伸，将有效解决长期存在的异地就医现金垫付压力大、办理手续环节多等问题，为参保人提供更为快速便捷的经办服务。从 2014 年云南省省本级异地就医情况来看，城镇职工的门诊和住院医疗费用异地即时结算的就诊人数显著高于手工报销的就诊人数，但大学生的异地就医结算情况刚好相反，表明云南省的异地就医结算工作在除城镇职工以外的基本医疗保险制度中仍然存在较大的提升空间（见表 3-12）。

表3-12　　　　2014年云南省省本级职工、大学生异地就医统计表

人员类别	支付类别	手工报销		异地刷卡	
		就诊人数（人）	医疗费用（元）	就诊人数（人）	医疗费用（元）
职工	门诊	1 289	3 447 969	141 182	19 493 748
	住院	1 985	27 027 182	2 077	23 327 972
大学生	门诊	3	21 802.39	1	26.87
	住院	1 124	10 364 322	2	14 589.73

就保险公司的参与度而言，目前云南省共有中国人民健康保险股份有限公司、中国太平洋人寿保险股份有限公司、中国人民财产保险股份有限公司、中国大地财产保险股份有限公司、中国人寿保险公司、平安养老保险股份有限公司六家保险公司参与了社会医疗异地就医结算。具体的结算方式和流程主要根据跨省和省内就医分为即时结算和事后报销两种。

一是对于省内和省外已开通异地联网结算的情况，现阶段异地就医服务管理采取"参保地待遇，就医地管理"的基本模式。其中，"参保地待遇"即按参保地医疗保险政策执行起付标准、最高支付限额、报销比例等其他医疗保险待遇；"就医地管理"即按就医地医疗保险政策执行基本医疗保险药品目录、医疗服务设施和诊疗项目范围及其支付标准，由就医地医疗保险经办机构进行审核把关，对不合理费用要予以扣除，并直接与当地定点医疗机构和定点零售药店进行结算、拨付。这意味着云南省省本级城镇参保职工持医保卡可以在医疗机构无障碍就医、购药，参保人只需支付个人自付部分费用，统筹基金支付的费用由就医地医保中心与定点医院和定点零售药店结算，无须再由参保人全额垫付医疗费用。

二是对于其他未开通跨省异地就医联网结算的情况，个人需垫付全部医疗费用再医保中心进行手工报销。执行云南省基本医疗保险药品目录、医疗服务设施和诊疗项目范围及其支付标准，按照云南省省本级政策执行起付标准、最高支付限额、报销比例等其他医疗费用待遇。此外，

保险公司还提供特殊困难群体异地就医医疗费用垫付服务。例如，人保健康为体现对特殊群体的关爱，一直坚持特殊困难群体异地就医医疗费用垫付服务工作，形成了一套完备的管理办法和流程。当参保人员因病需异地就医治疗时，对医疗费用较高且再无能力支付的特殊困难群体，由参保人或其家属提出申请，人保健康可提供垫付（预赔）服务，垫付金额为医疗费用催交金额的 70%（最高不超过大病保险赔付限额），并在 5 个工作日内办结垫付手续。

五、保险机构参与医疗纠纷人民调解第三方调解机制的状况

为响应国家政策号召，云南省财政厅于 2010 年 6 月发布《关于推动医疗责任保险和医疗纠纷人民调解工作的意见》，提出了成立云南省医疗责任保险工作领导小组的要求，该领导小组要以"六统一"为原则（即公立医院统一参保、统一保险方案、统一工作步骤、统一产品责任范围、统一保险价格、统一服务）负责全省医疗责任保险统保工作的统一领导，积极推行医疗责任保险统保工作。同时强调要加强医疗纠纷人民调解组织和调解队伍建设，强化医疗纠纷人民调解工作的指导和管理。

（一）云南省医疗责任保险发展的基本情况

1. 云南省医疗责任保险发展历史

1999 年，《云南省医疗损害事件处理规定》经云南省政府常委会审核通过，以省政府第 70 号令颁布执行。作为配套工作，云南省医疗责任保险随之出台，成立了由中国人民财产保险股份有限公司云南省分公司和中国太平洋财产保险股份有限公司云南省分公司共同组成的云南省医疗责任保险联合办公室，由其统一负责全省范围内医责险承保、理赔工作，为云南省医疗机构提供医疗责任风险保障。云南省医疗责任险起步之初发挥了巨大的作用，但随着云南省保险市场的不断发展和医疗体制

改革的日益深化，医疗责任险的公益性特征与纯市场化运作带来的政策支持不足的矛盾，使得医责险赔付显著上升，经营亏损日益显现。

2. 云南省医疗责任保险发展契机

日益突出的医疗纠纷引起了相关部门的高度重视。2007 年，卫生部、国家中医药管理局和中国保监会联合下发了《关于推动医疗责任保险有关问题的通知》（卫医发〔2007〕204 号），积极引入医疗责任保险制度解决医疗纠纷，从制度层面上开创了运用商业保险模式化解医疗风险之路。2010 年，司法部、卫生部和中国保监会联合下发了《关于加强医疗纠纷人民调解工作的意见》（司发通〔2010〕5 号），逐步探索建立健全医疗责任保险制度、医疗纠纷第三方调处机制等多形式的医疗风险社会分担机制。

3. 云南省医疗责任保险发展现状

2010 年，云南省医疗责任保险承保医疗机构 1 317 家，床位 40 797 个，医务人员 35 467 人，实现保费收入 1 664.33 万元，支付保险赔款 1 003.77 万元。截至 2011 年 10 月，云南省医疗责任保险签单 1 772 件，承保医疗机构 2 060 家，床位 45 617 个，医务人员 42 783 人。2011 年 1—10 月实现保费收入 2 407.43 万元，支付保险赔款 1 186.03 万元（见表 3 – 13）。

表 3 – 13　　　　　2010—2014 年医疗责任险发展情况　　　　单位：万元

年份	2010	2011	2012	2013	2014
保费收入	1 664.33	2 893.35	2 105.42	4 120.76	4 636.39
赔付支出	1 003.77	1 475.87	1 757.31	2 780.92	3 421.81

（二）云南省医疗责任保险主要做法

1. 统一安排领导

为贯彻落实保监会、卫生部和司法部相关文件精神，加快推进医疗责任保险工作开展，云南省成立了由云南省卫生厅、云南保监局组成的云南省医疗责任保险工作领导小组，下设云南省医责险工作办公室，统一负责全省医责险工作的领导、组织、实施、协调、考核等工作。各州市参照省级的组织构架和运作模式，设立州市医责险工作领导小组及办公室，负责州市医责险日常工作。

2. 营造良好环境

一是在 2010 年 8 月，云南保监局和云南省卫生厅、司法厅、综治办等部门联合向省政府请示推动《关于推动医疗纠纷人民调解和医疗责任保险工作的意见》（云司发〔2010〕117 号）文件下发，标志着以医疗纠纷人民调解机制、医疗责任保险制度为核心的医患纠纷调处工作进入规范化、科学化、法制化阶段。二是在 2011 年 1 月，云南保监局、云南省卫生厅、司法厅联合下发《关于进一步做好医疗责任保险工作有关问题的通知》（云卫发〔2011〕3 号），推动卫生行政部门将公立医疗机构投保医疗责任险纳入年度校验、考核管理。三是积极参与云南省平安医院考核评价标准的制定工作，把推行医疗责任险制度列为重要考核标准纳入创建平安医院评审工作的考核管理。

3. 多种措施并重

推动医疗责任保险制度与医疗纠纷人民调解机制良性互动。云南省医疗纠纷人民调解工作已进入有条不紊的推进过程中，截至 2011 年 9 月 30 日，云南省医疗资源相对集中的 10 个州市的 37 个县（市、区）建立医疗纠纷人民调解组织 70 个，共有调解员 263 名，受理调解 2 834 起，调解成功率为 89%，为医疗责任保险依法、公平、合理的赔付创造了有利环境。

积极参与"平安医院"创建活动，支持配合卫生行政部门建立健全医疗安全防控体系，优化医疗责任保险的经营环境。云南省各级卫生行政部门已将"平安医院"建设纳入各级医疗机构的综合责任目标考核内容进行检查、考核，各级医疗机构积极开展医疗事故和纠纷防范的教育培训工作，做到医疗机构依法执业、医护人员依法行医。

（三）下一步的工作思路

在下一步工作中，云南省保险业拟建立定点医院合作机制，即省保险行业协会与定点医院展开合作，先期试点，通过强化保险与医疗机构的深入合作，进一步提升保险行业形象，搭建同业间信息交流，为消费者提供优质的保险服务和医疗服务，维护消费者合法权益，实现保险人、被保险人、定点医院多方共赢，从而促进社会诚信、公平目标的实现。

1. 定点医院合作机制概述

由省保险行业协会组织协调整合行业资源，推进商业医疗保险定点医院合作工作。一是成立商业保险定点医院管理委员会，确定商业保险医疗定点医院。二是建立完善定点医院考核评估机制，定期追踪检查。三是建立医保联系人制度，成立专项工作组，及时沟通和了解掌握定点医院及保险公司动态。四是逐步搭建消费者信息共享平台，提高工作效率。五是完善相关制度，保证和推进医保双方长期合作。

2. 定点医院合作可行性分析

（1）环境可行性分析

首先，目前在云南省开办客户医疗保险的寿险公司有 12 家，其中份额较大的公司有中国人寿、太保寿险、平安人寿、新华人寿、泰康人寿、人保健康、太平人寿、阳光人寿等。涉及医疗保险客户量占公司客户量呈现上升趋势，病例调案费不断攀升。如新华人寿保险客户拥有量占公司总客户的比重约 40%，因理赔调阅客户病例调案费约占总调查费用的29%。

各公司已在日常工作中与医院建立了良好关系，实际操作层面有一定铺垫，尤其对省协会牵头开展昆明市定点医院合作工作持有积极支持态度，迫切希望尽快推进。

其次，随着重大疾病、商业医疗保险业务的不断增长，保险公司医疗保险费用支出额越加扩大，每年趋于增长态势，未来商业保险治疗客户会成为医院患者重要组成部分。

最后，开展医保合作将促进定点医院医务人员的医疗服务质量不断提高，使保险理赔更加快捷，"医、患、保"之间由于信息不对称而产生的矛盾和纠纷将日益减少，保险消费者将更加认识到参加商业健康保险的好处。

（2）操作可行性分析

一是对客户而言。客户可以根据服务质量与效率自主选择保险公司选定的定点医院，知晓理赔服务细则，承担应尽义务，避免因信息不对称产生的纠纷，维护自身利益。二是对保险公司而言。通过保险行业协会的统一组织、协调、管理，有效整合行业资源，各保险公司可以降低理赔成本。使保险客户在发生意外或疾病时，能够在指定的商业保险定点医院得到及时、有效、合理的诊治，并在规定期限内得到保险公司的赔付，从而提高保险理赔服务质量和参保客户对理赔服务的满意度，提升保险行业形象，促进健康保险业务的持续更快发展。三是对定点医院而言。实行定点医院管理后，医院可以配合保险公司制定完善规章制度，在调案环境、人员设置等方面采取积极有效的措施，使定点医院的服务更加透明、更加贴心，让客户对定点医院的满意度得到提升，进一步促进医院管理水平提升、医护人员素质提高。

3. 合作医院实施方案

（1）目标

远期目标：一是解决"医、患、保"之间信息不对称产生的矛盾与纠纷，实现社会诚信、公平；二是搭建行业间信息交流平台，提升寿险公司理赔质量和效率。三是促进医疗服务质量改进。

近期目标：

第一，完善医院相关规章制度。在改善调案环境、人员设置等方面，采取积极有效措施，促进服务水平显著提升。一是采取首诊制度，将有关医保双方合作协议、规定纳入科室考核中，实行责任人奖罚制度。二是对保险消费者入院、住院时进行身份标识，问清楚是否买过商业保险，并在病案首页钩选相应项目。三是为配合保险公司调案配置专业设备，提供专门调案室，并由专人负责。四是组织医务人员培训商业保险的有关知识。第二，病历归档15天后再调阅。超7日未归档的病历，保险公司可直接到科室查阅病历，并向主管医生了解病历记录情况，科室相关医生给予配合。第三，合理收取病历查阅费用。住院病人简易排查15元，疑难30元，门诊电子系统查阅免费，由医院统一出具正规发票。第四，由医学专家对重大疾病病情确诊，有利于理赔结论客观公正，符合实际。

（2）途径

通过与医院医保办沟通，协商一致后协助推进合作方案的实施。先选择关系较好的医院开办，随后再逐步展开推进。

可合作医院：昆明医科大学第一附属医院、昆明医科大学第二附属医院、云南省第一人民医院、云南省红十字会医院、云南省肿瘤医院、云南省儿童医院、昆明市第一人民医院、中国人民解放军第43医院、铁路医院和延安医院。

（3）实施步骤

第一，由省保险行业协会牵头组织12家寿险公司座谈，充分听取会员公司意见，统一思想认识。

第二，与医疗管理部门沟通，力求理解与支持。

第三，成立商业保险定点医院管理委员会，拟定《云南保险行业协会定点医院管理委员会职责及工作规则》、《商业保险定点医院管理细则》。成立商业保险定点医院管理机构，解决保险公司单独与医疗机构合作中遇到的诸多难题，增强保险公司的主导地位，促成保险行业实现资源信息共享。

第四，确定首批定点医院，签订合作协议。在有住院资质的医疗机构中遴选出管理规范、服务到位的省、市级医院，签订合作协议。

第五，建立定点医院考核评估机制。建立与定点医院的例会制度，设立定点医院考核准入机制。编制《商业保险公司定点医院服务指南》、《定点医院须知》、《定点医院管委会成员联系表》，制订《商业保险定点医院管理实施细则》、《调案人员暂行管理办法》。每年对定点医院服务质量打分测评，评选下一年度定点医院，不合格者取消资格。

第六，成立专项工作组。在定点医院管理委员会的基础上成立五个具体业务项目工作组，分别负责医保合作、社保维护、调查协作、伤残鉴定和法律研讨等项目。

第七，创新宣传方式。一方面，由协会每年组织两次医院和保险公司参加的工作交流会，不定期组织保险公司以讲课、座谈的形式，向定点医院宣传有关保险知识。每年评选出管理规范的优秀保险定点医院、先进病案室、先进医保工作者，在媒体上进行公示和表彰，费用由公司从医院日常维护费中扣除。另一方面，在保险行业协会网站增设商业保险定点医院专题，宣传介绍理赔流程、行业调案人员信息、医院风采，方便保险消费者，有效解决医患双方信息不对称的问题，同时为医保合作提供信息。

4. 各主体工作职责

（1）对于保险定点医院管理委员会，其工作职责包括以下内容。

第一，行使商业保险定点医院管理委员会职责，确保日常工作执行到位。具体表现在以下几方面。

一是负责制定商业保险定点医院合作考核标准，公布合作医院考核情况，确定或取消商业保险定点医院资格；研究和协调各会员公司与医疗机构的合作事宜。二是负责对会员公司及定点医疗机构双方履行《医疗保险定点医院的合同书》的状况进行检查指导。三是不定期组织会员公司与商业保险定点医院就医保合作有关问题召开业务研讨会、经验交流会，加强合作，增进友谊。四是代表和维护会员公司的利益，加强与政府有关部门的联系沟通，反映行业的共同愿望和建议。

第二，配合行业协会做好各医院医保办沟通协调工作。

第三，完成协会交办的临时工作。

（2）对于行业协会，其工作职责包括以下方面。

第一，牵头组织各医院医保办沟通协调工作。

第二，拟订相关制度初稿，组织召开管委会，督促执行落实。

第三，负责公司调案人员发证及日常管理。

第四，对年度优秀定点医院、先进病案室、先进医保工作者表彰与公示。

第五，负责信息平台搭建与维护。

（3）对于定点医院，其职责主要表现在以下方面。

第一，将有关落实医保双方合作的协议、规定纳入科室考核中，实行责任人奖罚制度。

第二，对保险消费者入院、住院时进行身份标识，问清楚是否买过商业保险，并在病案首页钩选相应项目。

第三，为配合保险公司调案配置专业设备，提供专门调案室，并由专人负责。

第四，医院病历归档控制在15天以内，合理收取病历查阅费用，统一出具正规发票。

第五，为保险客户的特殊重大病例提供专家会诊服务，并享有会诊费。

第四章　云南省保险业服务医保改革面临的主要困难与问题

一、大病医疗保险运营存在的主要问题

（一）政府购买服务模式未全面开展

截至 2014 年 12 月，云南省已经在除迪庆之外的 15 个州（市）开展了城乡居民大病医疗保险业务，其中保险公司参与大病保险经办业务，即政府购买服务模式在 13 个州（市）共承办了 19 个城乡居民大病保险项目，其中玉溪市、怒江州为政府独立经办模式。政府购买服务模式作为一种全新模式对于保险业参与医疗保障体系改革方式创新具有重大意义。但从云南省大病医疗保险的推进工作来看，还存在部分州（市）抵触的情况。究其原因，一方面是由于社会医疗保险传统的经办模式的影响，认为大病医疗保险作为社会医疗保险的补充项目理应由政府部门去承担；另一方面是由于政府对于商业保险公司存在不信任感，认为商业保险公司经营大病保险会造成医疗保障基金的不稳定和个人社会医疗保障信息外漏，造成利益外漏。政府购买服务模式的创新模式是满足大病保险经办指南中"政府主导，专业运作"的原则要求，也为保险业服务医疗保障体系改革开辟了新的模式和路径。对此，政府购买服务模式应作为云南省大病医疗保险开展的主要模式，在当前全省部分州（市）尚未开展的情况下，应尽快推进大病保险政府购买服务模式工作的展开。

（二）信息平台建立不完善

当前云南省大病保险制度的信息传输平台建设不完善。通过对经办大病保险业务的 A 保险公司进行实地调研，A 保险公司开发的为服务大病保险的"海豚"系统并没有在实际中得以运用，造成了资源浪费和审核工作的被动。导致此结果的主要原因一方面在于医保中心系统与保险公司系统之间存在不兼容的问题，另一方面在于医保中心作为政府管理部门代表着政府的利益，保险公司作为盈利组织代表企业的利益，双方之间存在一定的不信任问题。同时，医保中心记录着整个社会成员的医疗保障信息，这对于保险公司来说正是其开发潜在客户所需的重要依据。在实现信息共享的条件下，保险公司就可以实现不付出信息成本而获得其所需的信息，这就是所谓的"搭便车"行为。信息平台建立不完善的根本原因在于大病保险作为"准公共物品"的外部性产生的利益在政府和企业之间的分割问题。国内其他省份大病医疗保险开展的成功经验之一就是建立了保险公司和医保中心进行信息共享的技术平台。当前保险公司和医保中心的信息平台对接问题是制约云南省大病医疗保险持续发展的主要问题之一。

（三）针对重大病种的保障缺失

以昆明市大病医疗保险的承保方案为例，可以看出其保障程度在基本医疗保障水平上确实进一步加深，具体情况如表 4-1 所示。城乡居民的最高赔付额度为 11.8 万元，城镇职工的最高赔付额度为 23.9 万元，这对于参保人来说，能很好地应对一般疾病所产生的医疗费用，但是对于一些特种疾病来说，其保障水平并不能满足需求。以内脏移植手术为例，其手术以及后期治疗所产生的费用在 50 万元左右，大多数家庭无力应对此类风险，仅依靠当前基本医保和大病医保的保障程度远不能满足其需求。而且此类手术所需药物大多从国外进口，价格昂贵，其并不在社会医疗保险报销范畴，其产生的费用并不能达到社会医疗保险报销的最高支付限额。而社会医疗救助的救助对象一般是"五保户"或"低保户"群体，且其救助金额有限（仅为 5 万元），并规定了特种疾病社会救助范围只限于儿童白血病、儿童先心病、癌症、重度精神病、终末期肾病、耐药肺结核、尿毒症、艾滋病机会性感染等。所以一些特种疾病单纯依靠社会医疗保险救助并不能满足病患的实际需求。

表 4-1　　　　昆明市基本和大病医保赔付标准和社会救助给付标准

分类	城乡居民	城镇职工
基本医疗保障程度（万元）	6	5.9
大病医疗保障程度（万元）	10	20
最高支付限额（万元）	11.8	23.9
社会医疗救助对象	五保户、低保户	
社会医疗救助病种范围	儿童白血病、儿童先心病、癌症、重度精神病、终末期肾病、耐药肺结核、尿毒症、艾滋病机会性感染	
社会医疗救助金额（万元）	5	

资料来源：云南保监局。

结合对昆明市倘甸镇的实地调研工作，通过问卷调研的形式对当地农户进行大病医疗保险满意度调查。结果显示，当前云南省"基本＋大病补充"的社会医疗保险保障程度足以应对人民群众一般疾病所产生的医疗费用。但是调研结果还显示，倘甸镇居民对于超过 20 万元以上、自担部分在 8 万 ~ 10 万元医疗费用的特种重大疾病，只有 40% 的群众有能力承担，如表 4-2 所示。对此，应在基本医疗和大病医疗保险的基础上开发针对特种重大疾病的额外补充医疗保险保障。

表 4-2　　　　　　　昆明倘甸镇居民对于医疗费用承担情况

医疗费用（万元）	自担费用（万元）	能够承担人群占比（%）
10	2	95
10 ~ 20	5	75
20 ~ 30	8 ~ 10	40
30 以上	10 ~ 15	10

资料来源：根据倘甸镇调研问卷统计结果。

（四）基本医疗统筹级别存在差异

统筹级别是指城乡居民基本医疗保险的统筹级别，从当前云南省社会基本医疗保险的统筹级别来看，城镇居民统筹级别为州（市）级别，而新农合则多数为县级统筹级别。目前，云南省除省属在昆高校大学生大病保险项目外的其他项目均为州（市）级统筹，新农合统筹层次多数为县级统筹，基本医保统筹层次较低。大病保险与基本医保统筹层次的错位对大病保险经营和管理造成一定的困难。如试点的曲靖市，城镇居民基本医保为市级统筹，而新农合为县级统筹。大病保险市级统筹后造成起付线不同，没有实现真正意义上的城乡居民大病保险的统筹。同时，由于新农合统筹层次较低，基层投入力量有限，基础较为薄弱，在人员信息完整性方面存在较大的漏洞，为后续的大病保险理赔工作带来相当大的难度。从保险业承办风险分析，城镇居民若单独承保，由于市级统筹人口基数较小，保险公司经营将面临较大的亏损风险。

大病医疗保险是在社会基本医疗基础上的补充医疗，费用报销达到大病保险的标准都是以基本医疗的保障程度为基准，只有高统筹级别的社会基本医疗保险才能保障大病医疗保险工作顺利进行。基于当前云南省城镇居民基本医疗保险和新农合的差异化统筹级别的情况，借鉴国内其他省份大病医疗保险的发展经验，统一高统筹级别的社会基本医疗是云南省社会医疗保障体系发展的重点工作。

（五）保险公司职责的界定"模糊"

保险公司在大病保险业务中是行使"经办"还是"经营"职责的界定在政府和保险公司之间存在一定的分歧。A 保险公司在实地调研过程中，公司领导层对于商业保险公司在参与大病保险工作中应当承担"经办"还是"经营"职责的问题进行深入探究。大病保险的经营原则中提出，大病保险应遵循收支平衡、保本微利的原则，实行单独核算，承担经营风险，自负盈亏，微利经营。开展大病保险的工作基本原则中提出，坚持"责任共担，持续发展"的原则。大病保险保障水平要与经济社会发展、医疗消费水平及承受能力相适应。强化社会互助共济的意识和作用，形成政府、个人和保险机构共同分担大病风险的机制。强化当年收支平衡的原则，合理测算，稳妥起步，规范运作，保障资金安全，实现可持续发展。两条原则存在"相悖"之处，这也是保险公司职责界定模糊的"根源"。保险公司若单方面行使的是"经办"职责，其提供的是一种服务，不承担相应的超赔损失，对大病保险资金行使的是一种管理职权。若其行使的是"经营"职权，却没有权利对参保人实施风险评估和费率调整，这就使其不得不承担"低保费、高风险"所带来的超赔损失。长期的超赔损失对于保险公司来说会打击其参与社会风险保障管理体系的积极性，也不利于大病保险在全省的推进工作。

表4-3 2014年云南省大病医疗保险承包的赔付情况

承保人数（万人）	提供保障人次（万）	累计收入（亿元）	赔付支出（亿元）	基金结余（亿元）
2 458.64	20.35	6.52	4.6	1.92

从2014年云南省大病医疗保险的赔付情况来看，保险公司经办州（市）大病保险基金结余①达1.92亿元，总体情况符合"保本微利，持续经营"的经办原则。但是从各个州（市）的赔付情况来看，出现楚雄州、丽江市和省属在昆大学生项目基金政策性亏损的情况。同时由于大病医疗保险是分州（市）统筹，不同州（市）之间不可能实现大病保险资金周转，超收赔付的州（市）极大地影响了大病医疗保险的可持续发展。对此，建立省级统筹的风险共担机制符合大病医疗保险的未来发展要求。

---

① 保单责任要到第二年期中才完成，所以最后结余率应该是很小的，长期健康保险应考虑责任准备金。

（六）省外异地报销服务滞后

异地就医报销的服务工作效率问题是大病保险面临的突出问题。从对 A 保险公司的调研情况来看，异地就医有两种形式。一种为省外异地就医，另一种为省内异地就医。对于省外异地就医，当前的服务模式：一种情况是参保人长期异地务工或需省外治疗等情况，需由省内医保中心开出异地就医证明才可以进行异地就医；另一种情况是参保人在临时出行或出差等情况下遭遇突发事故急需住院治疗的条件下方可进行异地就医。省内异地就医模式与省外异地就医模式基本相同，异地就医的医疗费用报销必须符合关于异地就医的一些相关规定，这也符合避免公共医疗资源过度使用的原则。根据 A 保险公司情况，云南省的异地就医报销基本上靠手工完成，这需要工作人员对异地就医患者就医期间的相关病例资料进行手工审查，对于符合报销范畴的医疗费用根据云南省的报销规定进行报销，需要耗费大量的人力和时间成本。究其原因在于，云南省关于异地就医平台的建立不完善，没有办法实现省与省之间的病患信息对接。对于省内的异地就医，当前基本医保的异地就医平台可以及时地进行信息反馈。省内已开通异地联网的两地医疗机构可刷卡即时结算，不需要个人垫付费用，只需支付自己承担的费用。但是大病保险的医疗费用仍需病患在出院之后返回居住地进行手工报销。另外，加之云南省大病保险并未实现全面覆盖，这就导致一些未覆盖地区的重疾病患即使能得到异地就医的机会，但是也无法应对高昂的医疗费用。

（七）基层医疗服务机构发展滞后

基层医疗服务机构是指县一级的医疗机构和小型社区卫生医疗站，其提供公共卫生服务和常见病、多发病的诊疗等综合服务，其主要服务的群体是城乡居民参保人。结合对昆明倘甸镇的大病医疗保险调研情况来看，云南省对于县、镇、乡基层医疗服务机构的建设存在发展滞后问题。基层医疗服务机构是城乡居民享受社会基本医疗保险保障的"第一站",其主要针对多发病、常见病,以及一些慢性病提供诊疗服务。城乡居民参保人没有个人账户,国家每年只向其提供400元的门诊费用作为其在基层医疗服务机构日常看病和买药的开销。从倘甸镇的调研情况来看,基层医疗服务机构在应对慢性病和多发性疾病的能力上存在不足,特别是慢性呼吸道疾病、糖尿病、高血压、心脑血管等疾病。这些疾病多发于老年人群,由于人口平均寿命的延长,患有此类疾病的老年人数量也在增加。此类疾病的治疗方法多采用药物控制,但此类药物大多数较为昂贵,若其所在乡镇基层医疗服务机构建设不完善,购买途径只能通过私人药店。基层医疗服务机构发展滞后影响了社会基本医疗"普惠"功能的发挥,造成了参保人较高的医疗费用支出,对城乡居民家庭生活造成负担。对于政府来说这是社会医疗保障体系"失能"的一种体现。

(八)不合理医疗行为

不合理的医疗行为是指病患和医院在道德风险的影响下通过滥用药、滥检查、虚设项目等套取医保基金和推诿病患导致公共医疗资源浪费和影响人民群众享有平等医疗保障权益的行为。倘甸镇调研工作中,医保中心的工作人员反映,2014年相比于往年群众反映医院推诿病患的现象增多。究其原因,是由于云南省自2014年医保基金"总额预付制"的实施。

"总额预付制"是指根据一定区域内参保人数、年均接诊总人次数、次均接诊费用水平,测算出一定区域内年度统筹补偿控制总额,经办机构定期预拨,实行总额控制、包干使用、超支分担的支付方式。这种付费方式对医院服务量方面有高度的控制权,医疗机构一旦采纳这种方式,对所有前来就诊的参保人必须提供医疗保险范围内的服务,因此,医疗机构会在当年预算额内"精打细算",控制过量医疗服务。过多的医疗服务支出并不能使医院得到更高的收益，这就使其在接纳病患方面出现选择性。同时，医院方面误导病患滥用药、滥检查并虚设项目等导致不合理医疗费用的增加也造成了其医疗费用的虚高。

二、商业健康保险经营存在的主要问题

从近年来云南省商业健康保险快速发展状况来看，其具有以下成果：一是满足了人们对于多层次健康保障需求。二是完善了云南省医疗保障体系。三是与基本医疗保险政策相配套衔接的补充医疗保险快速发展。这基本达到了李克强总理提出的"加快发展商业健康保险，助力医改提高群众医疗保障水平，将进一步推动商业健康保险持续发展"的基本要求。但云南省商业健康保险如何深化服务医疗体系改革，也面临着一些困难和挑战。

（一）政府层面

1. 对保险公司经办服务缺乏积极性

允许保险公司参与社会补充医疗保险的经办服务是政府职能转变的体现。政府职能转变的核心就是要简政放权，把社会治理的主要工作交由专业化机构完成，政府应更加注重政策制定和工作监管。这一方面节约了政府的人力资源成本，另一方面也能发挥专业机构的优势，提升工作效率。这是政府和商业保险公司之间互信互利的良好体现。但部分州（市）政府仍习惯于对社会事务大包大揽，主动运用商业健康保险服务民生提升社会治理效率的积极性不高，这主要是部分州（市）政府对于商业保险公司的不信任所导致。政府独自承办补充医疗保险开展工作，一方面，不符合国务院对于城乡居民大病保险委托商业保险公司承办模式的要求，用二次补偿等方式由政府部门来经办大病保险，政策执行出现一定程度的偏差；另一方面，对于公众来说政府独自承办模式缺乏透

明化，特别是有关医保基金的使用存在自收自管的问题，这给监管造成了一定的难度。同时，经办大病保险业务也需要一定的人力资源和成本，由政府独自经办也会增大医保资金的支出。

2. 对保险业服务医改缺乏政策支持

商业健康保险参与政府对社会医疗保险保障体系的治理服务势必需要强有力的政策支持，从当期云南省对于商业保险服务医改的政策来看，缺乏相关配套政策支持。政策结构中的各政策之间是一种相互协调、相互配套、相互支持、相互依赖的联动关系，这种关系决定了一个公共政策问题不能靠制定单一的相关政策来解决，必须依赖于其他配套政策的支持。当前除国务院和其他六部委联合提出的保险"新国十条"，以及云南省政府颁布的《云南省加快推进城乡居民大病保险试点工作方案》等推动大病医疗保险工作的文件之外，尚未颁布针对于商业健康保险服务医改的相关政策文件。从大病保险相关政策的综合效应来看还有提升空间。云南省政府未出台相应的考核机制，部分地方政府因没有考核压力，并未将此项重大民生工程作为重点工作加以推动。同时，商业健康保险参与服务医改政策的缺失，使得商业保险公司并未参与到部分州（市）医疗保险改革进程中，其社会管理职能无法得到发挥。

3. 对商业保险权益缺乏保障

商业健康保险是一种以营利为目的为有需要的公民所提供的一种自愿购买的健康保险保障，而社会医疗保险是以公益和无偿为目的，是国家为公民在年老、患病、失业、工伤、生育等丧失劳动能力的情况下能够获得补偿和帮助所建立的社会保障制度。商业健康保险与社会医疗保险在提供健康保障方面有着共同点，但在提供的服务范围、给付方式、经营目的等方面又有本质的区别，而部分地方政府对商业健康保险的运行机制认识不够深入，缺乏对商业保险权益的保护意识，将社会医疗保险的经营风险单方面转移给商业保险，影响了商业保险参与社会经办服务的持续性。例如，部分州（市）政府在商业保险公司参与经办城乡居民大病保险时规定保险公司超额结余须返还，而超额赔付要公司全额承担，没有形成风险公担机制，这违背了"收支平衡、保本微利的经营原则，也违背了商业保险的经营规律。同时，部分州（市）政府过分注重城乡居民大病保险是准公共产品的特性，严格控制其利益外溢，对商业保险机构包括医院巡查、剔除不合理医疗费用的合理诉求不予考虑，制约了商业保险公司专业审核和风险管控优势的发挥。

（二）公司层面

1. 经办服务招标和竞标混乱

从当前云南省大病医疗保险招标服务的主要进程来看，存在一定的混乱现象，主要集中在招标程序和同业竞争混乱。造成这种现象的主要原因：一方面，由于缺少对于保险公司经办服务招标的经验，对于标书的设计和程序流程设计多采取一些类似工程业务的招标方案，在具体招标文件和相关资质的提供上极为烦琐。这就单方面增加了保险公司在置办手续上的时间成本；另一方面，进行补充医疗保险投标的多家保险公司中，其中不乏是以经营财产保险为主的财产保险公司，对于补充医疗保险业务这类非营利性健康保险业务，出于保费规模的考虑，许多参与投标的商业保险公司不惜通过亏损的方式压低报价参与竞争，极大地扰乱了现有补充医疗保险市场秩序。

2. 长期健康保险发展薄弱

从云南省 2009—2013 年 4 年长期健康保险发展情况来看，长期健康保险保费收入从 4.50 亿元增长至 8.07 亿元，年均复合增长率为 15.72%，占当年商业保险保费收入的比重从 2.50% 提高至 2.52%。长期健康保险发展基本与人身险业务同步，未呈现出像短期健康保险的突出发展。从全国来看，2009—2013 年，长期健康保险保费收入从 349.68 亿元增长至 671.41 亿元，年均复合增长率达 17.71%，占当年全国商业保险保费收入的比重从 3.14% 提高至 3.9%，云南省长期健康保险的发展速度及规模与全国平均水平还存在一定的差距。借鉴国内其他省份保险业服务医改的经验，商业健康保险的发展程度反映了保险业经办服务的水平和专业化程度，云南省商业健康保险的发展水平制约了其在服务医改方面的能力。

3. 配套服务体系不完善

商业健康保险服务能力体现在硬件和软件两方面。硬件包括医疗网络、服务网络、客户信息系统、营销支持平台等；软件包括服务水平、服务流程、服务队伍等。从现阶段来看，云南省保险业在以下方面仍存在不足：一是服务网络布局过度集中。商业健康保险的成本效益原则决定了服务网络重点集中在大中城市，但从长远来看，广大农村商业健康保险需求的增长还有巨大的空间。同时，从商业健康保险服务医改的角度来看，农村人群是服务的难点和重点，服务得好，客户二次开发潜力巨大，服务得不好，商业健康保险发展空间逐步缩小。二是信息系统应用不足。针对城乡居民大病保险，保险公司虽已开发了相应的自属系统，功能较为强大，包括客户信息维护、理算、数据统计等功能，但是由于未与医保中心系统进行对接，实际运用不多，未能体现保险行业强大的信息平台优势。三是服务队伍人员不足。商业健康保险服务人员比一般商业保险服务人员要求更高，需要具有保险和医学背景的复合型人才，当前该类人才的供需矛盾日渐突出，制约了商业健康保险向纵深方向发展。

4. 险种缺乏公众认知度

当前在"基本＋大病＋医疗救助"的医疗保障体系下，保险业参与医疗保险改革的主要途径是通过政府购买当前现有险种之上加以改进之后的保险产品。在城镇职工的商业补充医疗保险经办模式中，职工可利用其个人账户中的资金余额购买商业健康保险，但从实施效果来看并未出现出职工过强的购买力度。从商业健康保险近年来开发的健康保险产品来看，大众的认识程度不高，原因是，传统的营销模式导致公众被动购买保险，以致公众对于商业健康保险缺乏主动认知。大力发展商业健康保险，商业健康保险参与服务医改，开创医疗保障新模式是"新国十条"中国家对于保险业的重要要求，但云南省保险业普遍缺乏与政府沟通协调的渠道和机会。商业健康保险由于产品、客户认知度等因素，造成营销难度较大，多数保险公司把宣传营销精力集中在能迅速见效益的银保、趸交产品，导致商业健康保险难营销—无人营销—市场萎缩的恶性循环。

5. 专业化程度不高

专业化程度不高主要体现在经营模式、数据基础、专业人才队伍建设三个方面。一是经营模式落后。从云南省经营商业健康保险公司的经营状况来看，部分公司经营成效不理想。云南省内 31 家寿险公司可经营短期健康保险业务，12 家人身险公司可经营长期健康保险业务，但多数公司习惯于按照传统的财产保险和人身保险而不是健康保险的特点和模式经营健康保险，缺乏经营健康保险的专业性，经营成效不理想。从当前保险业经办项目来看，一些公司甚至采取低价策略发展保险业务，用其他业务的利润弥补健康保险经营亏损。二是基础数据缺乏。一方面，缺少科学的编码系统数据，数据定义不统一，很难进行科学的归类、分析；另一方面，缺乏严格有效的数据管理制度，数据失真、流失时有发生。三是专业人才匮乏。健康保险专业技术性强，管理难度大，需要风险管理、医疗服务、条款设计、费率厘定、医疗统计分析等方面的专业人才。尤其是在低保障和边疆少数民族地区，专业人才供需矛盾更加突出。

6. 面向低保障群体供给不足

当前云南省在售的商业健康保险产品种类超过 100 个，但主要可划分为重大疾病定额给付保险、住院医疗费用补偿性保险和住院津贴给付等几类，对发生约定的重大疾病、指定的医疗服务和规定的医疗费用等给予定额支付或报销补偿。在险种上存在同质化现象，各家公司的险种在条款制定上大同小异。虽然公司在高额医疗费用保障保险、长期护理保险、收入损失保险、综合医疗保险以及专项医疗服务保险等领域推出了相关产品，但其服务对象多是有购买力的中高收入人群，从总体保障模式和保费水平来看，其产品仍显单调不足，尤其是缺乏针对于低收入群体和边疆少数民族地区收入水平和保障需求的专属产品。有效供给的不足，阻碍了商业健康保险面向低收入和少数民族群体业务的开展。同时，此类产品的缺乏也影响了保险公司在参与服务医改的进程中对于政府经办服务承保方案的主动权。

三、保险机构参与社会医疗保障体系建设面临的主要困难

（一）参与医疗保障体系经办服务面临的主要困难

1. 法律法规不健全

尽管我国很早就倡导商业保险和社会保险融合发展理念，提出探索委托具有资质的商业保险机构经办各类医疗保障管理服务，但除了《关于商业保险机构参与新型农村合作医疗经办服务的指导意见》之外，没有其他文件进一步明确商业保险机构参与基本医疗保险经办服务的具体要求。因此，现行政策文件对商业保险参与的法律地位没有明确，对其权利义务和参与范畴的界定不够完整和清晰，导致商业保险公司需要花费大量的人力物力以获取参与资格，而只参与部分基于医疗保险的经办服务，难以利用社会医保的平台实现优势互补。同时，商业保险公司也缺乏平等参与权，它的角色往往是配合政府医保经办机构执行医保政策、提供经办服务，与政府经办机构和定点医疗机构之间无法形成平等协作关系，自主定价的权利和议价能力受到限制，从而不利于调动商业保险公司参与基本医疗经办服务和管理的积极性和主动性。

2. 城乡居民基本医保统筹层次较低

基本医疗保险的统筹层次较低，经办管理存量的整合难度大。城镇居民基本医保统筹层次为州（市）级，新农合统筹层次大部分为县级，统筹

层次的错位和政策差异给保险公司经办基本医疗保险造成很大的困难。目前，云南省除省属在昆高校大学生大病保险项目外的其他项目均为州（市）级统筹，城镇居民基本医保统筹层次为州（市）级，新农合统筹层次大部分为县级，基本医保统筹层次较低。云南省大病保险与基本医保统筹层次存在很大的错位，这对大病保险经营和管理造成极大的困难和工作量。如试点曲靖市，城镇居民基本医保为市级统筹，而新农合为县级统筹，大病保险市级统筹后造成赔付起付线不同，没有实现真正意义上的城乡居民大病保险的统筹；同时，由于新农合统筹层次较低，基层投入力量有限，基础较为薄弱，在人员信息完整性方面存在较大的漏洞，给后续的大病保险理赔工作带来相当大的难度。从保险业承办风险分析，城镇居民若单独承保，由于市级统筹人口基数较小，保险公司经营将面临较大的亏损压力。

3. 政府和保险公司存在认识偏差

在保险公司参与社会医疗保障体系建设过程中，通过政府购买的方式，使保险公司在保本微利的情况下提供基本医疗保险的经办服务。但由于政府和保险公司存在认识和理念上的偏差，严重影响该模式的有效性。一方面，政府的部分职能部门坚持基本医保经办不放手、确保医保基金安全为核心的观念，导致商业保险公司只能有限度地、被动地参与新农合、城镇居民和城镇职工的大病及补充医疗保险业务。目前，各统筹区地方政府对商业保险公司参与经办管理的认识不到位，对保险公司的能力不认可，与其合作意愿不强，保险公司只是参与了基本医疗保障方案设计、补充医疗保障产品开发、政策咨询、基金征缴、参保登记与变更、医疗行为巡查、凭证审核、费用报销、基金投资管理等基本医疗保险管理服务中的部分环节，难以通过全过程监督管理实施有效的风险管控，在医保风险管理体系中缺乏话语权，而且，保险公司只是配合政府的医保政策实施及管理，没有相应的决策权，所以就削弱了保险公司参与基本医疗保险经办管理的综合能力。

另一方面，保本微利不符合商业保险公司的经营理念。部分保险公司把参与基本医疗保险经办服务作为商业保险产品的营销平台和获取数据资源的渠道，将扩大保费收入、降低保费支出作为首要任务，借助基本医疗保险经办服务中树立的公司品牌形象而将目标瞄准补充医疗保险市场。部分保险公司在参与基本医疗保险经办服务的过程中向参保人推销商业保险产品或投资理财型保险产品，偏离了商业保险公司承担社会管理职能、提供优质经办服务的理念。在发展初期通过恶意竞争手段占领市场反而会破坏商业保险公司的社会形象和信誉度。此外，保险公司承办基本医疗经办管理服务仍然需要缴纳营业税和所得税及保险保障基金，极大地挤占了保险公司的利润空间，也极大地影响了保险公司积极参与的热情。

4. 保险公司参与经办服务难度较大

从我国基本医疗保险和保险公司的发展现状看，保险公司参与经办服务存在内外客观条件的限制。首先，信息共享平台建设滞后。目前，商业公司的信息系统与定点医疗机构、医保经办机构和政府监管部门的信息系统没有实现完全对接，存在医保数据共享机制的缺失，导致难以提高对数据的整合和综合分析能力，无法为基本医保方案设计、基金测算、诊疗风险管理等提供技术支持。其次，专业人才储备不足。随着基本医疗保险制度全覆盖的推进，保险公司的服务网点和服务能力建设成为其迅速进入该领域的关键，而目前很多保险公司在业务经办、临床医学、医保精算、医保稽核和健康管理等方面的专业化人才培养跟不上业务拓展的需求。最后，宣传力度不够。政府相关部门对商业保险机构参与新医改的重要意义和工作成效宣传力度不够，造成商业保险公司经办基本医疗保险业务难以获得参保人的认可和接受，制约了商业保险公司在整个医改中发挥更大的社会效用。

（二）保险机构参与异地就医结算管理和服务面临的主要困难

1. 统筹层次低，政策对接难

云南省现行的三项基本医疗保险制度（新农合、城职保和城居保）多采用市、县级统筹，统筹单元较多，政策差异较大，省际省内不同的医保缴费水平和医保经济规模导致利益不平衡的问题普遍存在。尤其是覆盖面最广、保障程度最低的新农合在异地就医结算方面存在较大的提升空间。而且不同的异地就医结算办法使得报销目录、报销标准、报销比例、分段原则、起付线和封顶线不同，加之不同地区医疗机构付费方式和报销程序有差异，进而增加异地就医结算工作的复杂性。同时，由于异地就医即时结算往往面临保险公司、医疗机构与统筹地区医保中心之间一对多或多对多关系，相互之间信息联网发展建设又相对滞后，给医疗费用补偿测算、诊疗行为和医保基金监管带来巨大挑战。此外，由于政策宣传不足，绝大多数医保异地就医人员通过医保经办机构直接办理医疗费用报销。

2. 异地报销平台滞后，信息整合困难

异地就医报销的服务工作效率问题是医保面临的突出问题。异地就医有两种形式。一种为省外异地就医，另一种为省内异地就医。对于省外异地就医当前的服务模式：长期异地务工或需省外治疗等情况下的参保人，需由省内医保中心开出异地就医证明才可以进行异地就医；参保人在临时出行或出差等情况下遭遇突发事故急需住院治疗的条件下方可进行异地就医。省内的异地就医模式与省外异地就医模式基本相同，异地就医的医疗费用报销必须符合关于异地就医的一些相关规定，这也符合避免公共医疗资源过度使用的原则。对于省内异地就医，当前基本医保的异地就医平台可以及时地进行信息反馈。省内已开通异地联网的两地医疗机构可刷卡即时结算，不需要个人垫付费用，只需支付自己承担的费用。但是大病保险的医疗费用仍需病患在出院之后返回居住地进行手工报销。省外异地就医产生的医疗费用报销基本上靠手工审查完成，报销程序烦琐，成本高昂。其原因在于异地就医平台的建立不完善，没有办法实现省与省之间的病患信息对接。

在省际异地就医结算方面，云南省分别在 2013 年 12 月、2014 年 9 月和 11 月启动与广州市、海南省、重庆市的联网结算工作，签订省际异地医疗保险合作框架协议。但首批实现异地结算的对象仅限于昆明地区城镇职工医保参保人，其他的参保人需要自行垫付费用后回到参保地按相关医保政策按比例进行报销，经办机构、保险机构、定点医疗机构都需要加入手工操作流程，耗时耗力，程序烦琐，无形中增加了管理成本。即使在省内可以实现异地就医地即时结算，政策差异使得各地区诊疗项目库、药品目录库、服务设施库、医用耗材库和疾病代码库不统一，医药价格不一致，网络系统接口数据不匹配等都影响保险公司异地就医结算系统平台的设计研发。更主要的是数据对接的非有效性造成医保系统之间、医保系统与保险公司之间，以及医保系统与医院信息系统之间信息整合困难，难以快速实现参保人员的身份核实、就医信息和医疗费用的在线审核结算。另外，云南省大病保险并未实现全面覆盖，这就导致一些未覆盖地区的重大疾病患者即使能得到异地就医的机会，也无法应对高昂的医疗费用。

3. 监管手段匮乏，服务效率低下

异地就医即时结算在原有医、患、保三方基础上增加了市场主体和支付环节，在跨统筹区管理平台缺失的情况下，政府往往通过加强对异地就医参保人监督来控制道德风险。而医保经办机构对统筹地区以外的医疗机构和医疗行为存在管理和监管真空，缺乏有效的监管手段，难以实现事前、事中、事后全程监管，导致过度医疗、冒名顶替、服务效率低下等问题普遍存在，严重影响医保基金的合理使用。因此，异地就医监管是一个涉及管理体制的深层次问题，在缺人手、缺经费的情况下，不论是让参保地还是就医地的经办机构监管异地就医的医疗机构，都存在着监管成本由谁来承担、监管力量不足等利益问题和实际问题。多数情况下，异地就医结算的医疗费用占医疗机构业务收入总额的份额很小，而且尚未建立异地联网医疗机构考核机制，造成异地医疗机构在人工管理和网络开发等方面投入不足。此外，先垫付后报销的跨省异地就医结算需要更详细的就医凭证及费用凭证，在准备材料不齐全、就医信息滞后审核、审核结果延迟返回参保地等的影响下，导致医疗费用报销难度大、周期长，无形中增加了患者的经济负担。从保险公司来看，人均 8 万元的人工审核成本和平均一个月的异地结算时间，也降低了保险公司的利润空间和服务效率。

四、保险机构参与医疗纠纷人民调解第三方调解面临主要困难

（一）第三方的中立性问题

由于医学专业知识的特殊性，处理医疗纠纷时的专家仍然大多来自医院。另外，在医疗纠纷调解中，有许多的纠纷还是要依赖医疗事故技术鉴定，各地都有医疗事故技术鉴定委员会，但其隶属于各地的医学会。因此，处理医疗纠纷的医学专家或技术鉴定委员会能否做到真正的公正与公平，令患者一方怀疑。

（二）医疗纠纷人民调解委员会的公正保障机制问题

医疗纠纷人民调解委员会在调解过程中出现当事人双方发生冲突时，往往采取"背靠背"的调解模式，即将医患双方直接分开调解，达成一致意见后签下协议。这种调解方式的弊病在于调解过程脱离公众监督，促使以劝压调、以诱压调情况的发生，最终有可能刺激暗箱操作的滋长。

（三）医疗纠纷人民调解委员会队伍建设问题

医疗纠纷人民调解委员会缺乏值得信赖的专业调解员队伍。医疗纠纷的调解具有专业性很强的特点，现行的知识结构单一的调解员队伍已难以应对日益发展的社会新需求。调查数据显示，56.18% 的医方被调查者希望医疗纠纷人民调解委员会既有退休的专家又有年富力强、事业有成的相

关专业工作者，还要有年富力强的调解员。患方被调查者也对此持有极高的支持率。调查发现，宁波市医疗纠纷人民调解委员会调解员队伍中老年人偏多，而温州市医调委并没有局限于老年人，而是招收了多名年轻的毕业生，这些年轻的调解员在调解过程中发挥了主力军作用。

（四）患方的利益损害问题

医疗纠纷第三方调解把医疗纠纷的"麻烦"从医疗机构转移到第三方，把经济赔偿转移给保险公司；医疗机构的纠纷少了，赔偿数额低了，医疗卫生环境好了。但这种好处是从医疗机构和社会稳定的角度考虑的。从患方的角度考虑，可能是患方的利益受损。

（五）第三方机构设置的合理性问题

有学者对第三方机构设置的合理性表示质疑，认为我国现有法定的基层解决纠纷机构，只要医患双方愿意，完全可以通过人民调解委员会调解，在市、县建立医疗纠纷人民调解委员会是多此一举。也有学者认为，第三方设在消协是最佳的，消协人员消费维权经验丰富，在患者心目中有一定的可信度，且消协遍及全国，处理问题便捷。但由于目前医患之间是否为消费关系还未得到法律的最终确认，还有待法律对消协介入医疗纠纷的解决进行授权。

（六）定点医院选择难问题

从云南省保险业协会了解到，云南省各大医院对于参与医疗纠纷人民调解第三方调解的积极性不高，其原因有以下两点：一方面，各大医院认为自身家底丰厚无须调节，甚至对医疗纠纷人民调解设障阻挠，如，保险业协会推进人员想要在某家医院查探病历，竟被提出一页病历收取50元劳务费的要求；另一方面，各大医院处于强势地位，拥有信息上的优势，医疗纠纷人民调解第三方调解所涉及的各方并不平等。

第五章 加快保险业服务
医改的对策建议

一、大病医疗保险对策

(一) 推进政府购买服务模式全面覆盖

从当前云南省大病保险发展情况来看,截至 2015 年 6 月,云南省 16 个州(市)已经全面开展了大病医疗保险服务工作,迪庆州是全省最后一个开展大病医疗保险的州(市),与 2014 年 12 月相比,大病医疗保险已经实现全省覆盖。其中,政府购买服务模式 14 个州(市),政府独自经办模式 2 个州(市),具体参见表 5 - 1。政府购买服务模式和政府独自经办模式在保障医保基金的使用稳定性、提高医疗保障服务的工作效率、节约社会医疗公共资源、节约政府部门人力成本支出四个方面都有突出优势。保障医保基金的使用安全性主要是通过构建过多层次医疗保障基金的监管体系,通过多方参与共同监管不合理的医疗行为。提高医疗保障服务的工作效率主要是通过引入商业保险公司专业化的审核服务来提高医疗费用的审核工作效率。节约社会医疗公共资源是通过引入商业保险公司专业的风险控制手段和商业保险公司的审核机制,特别是通过发病前的事前风险控制和对医疗保险费用的审核,控制不合理医疗费用的产生。通过与医保中心开展合署办公,减轻医保中心独自经办大病医疗保险的业务量,减少政府部门对于经办大病保险服务的人力成本支出。

表 5-1　　　　2014 年云南省大病医疗保险各州（市）经办模式

大病医疗保险经办模式	政府购买服务模式	政府独自经办模式	尚未开展
州（市）	昆明、楚雄、曲靖、丽江、文山、临沧、保山、德宏、西双版纳、大理、普洱、红河、昭通	玉溪、怒江	迪庆

资料来源：云南保监局。

从社会保障体系长远发展的角度考虑，大病医疗保险是政府购买服务模式的试点项目，未来这一模式终将成为保险业参与社会保障体系改革的主流模式。政府购买服务模式的建立也是对保险业除医疗保障之外的养老、护理、失能等其他保障服务的模式创新，其在云南省的推进将有助于在未来发挥保险业参与云南省社会保障体系的社会治理职能。由于社会保险经办的传统观念的影响及政府与商业保险公司之间的不信任，部分州（市）仍没有推行这一模式。考虑到未来云南省社会保障体系的发展需要和保险业社会职能的需要，未开展州（市）应尽快实现大病保险政府购买服务模式的改革。

（二）提升基本医保统筹级别

大病医疗保险的报销和费用审核工作以基本医疗保险保障额度为基础，只有高统筹级别的基本医疗保险才从真正意义上统筹了大病医疗保险。没有基本的统筹就无法谈及大病医疗保险的统筹。较高统筹级别意味着城乡居民基本医保的缴费标准、保障额度、报销范围都具有一致性，这有助于医保中心对于医保基金统一管理，有助于提高异地就医医疗费用报销的工作效率，也有助于大病医疗保险的开展。提升社会基本医保的统筹级别主要做法在于提高城镇居民和新农合在各州（市）的统筹级别。云南省城镇居民社会医疗保险的统筹级别已经达到市级统筹的标准，而新农合还停留在县级统筹的阶段。

大病医疗保险在开展过程中的难点之一就是，各州（市）的基本医疗保险统筹标准参差不齐导致大病保险工作在实际中工作量较大，效率较低。大病保险是在基本保险基础上提供第二层级的医疗保障。在昆明试点时昆明市将城乡居民基本医疗保险和新农合进行了市级统筹，即建立统一的收费标准和报销标准，这就为大病医保工作的顺利进行奠定了基础。但在曲靖市试点时未将城乡居民进行统一的市级统筹，其新农合统筹级别还停留在原有的县级统筹标准，这就造成了不同县、区进入大病保险的病患资料难以统一管理，在实际的工作开展中造成时间成本和人力成本的增加，导致工作量大，工作效率低。为了提高大病保险的工作效率和保障大病医保工作的顺利进行，应提升基本医保在各州（市）的统筹标准，解决当前基本医保统筹层次过低导致的"碎片化"问题。应以昆明模式为例，在未开展大病保险的州（市），先进行基本医保的统筹工作，在已经开展大病保险但未实现市级统筹的州（市），在不影响大病保险顺利进行的条件下，应尽快推进基本医保统筹工作。

（三）建立统一信息平台

当前云南省大病医疗保险在信息系统方面与医保中心尚未建立统一的信息平台。由于大病保险作为基本医疗保险基础上的补充医疗，患者的医疗费用超过基本医疗的额度达到大病保险的报销标准之后方可进入大病保险范畴。保险公司进行费用审核时需要对病患的个人病例资料进行审核，其信息来源主要由医保中心提供，其本身并不具备独自获得资料的渠道，这就造成审核过程的滞后性和被动性。虽然当前对于违规医院采取一定的惩罚措施，但这种惩罚措施并不能避免公共资源的浪费。从当前昆明市大病保险信息平台不互通所产生的问题来看，建立互通、共享的统一信息平台符合大病保险未来发展要求。建立过程中要考虑双方的共同利益，既要防范个人医保信息外漏所产生的不正当收益，也要考虑到大病医疗保险审核的工作效率。同时统一的信息平台也可以改变当前大病保险事后审核的工作流程，使其变为更加科学的事前、事中风险控制。例如，在相关政策的指导下，利用城镇职工个人账户基金进行身体检查、健康管理、购买商业健康保险等，从而有效地盘活医保基金并有效地节约医保基金的支出，统一信息共享平台的功能如图5-1所示。

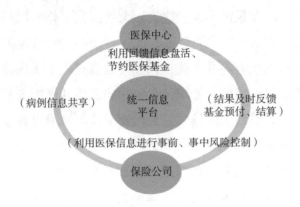

图 5 - 1　统一信息共享平台的功能分析

借鉴国内广东湛江模式和江苏太仓模式的成功经验，两种模式中都建立了与医保中心相配套的统一信息平台，统一信息平台是保险业参与医疗保险改革的重要保障。建立统一信息共享平台是在保险业参与医疗保险改革进程中的首要任务，也是保险业和代表政府利益的医疗保险管理部门双方互信的体现，这对于云南省保险业参与服务社会医疗保障体系的改革具有借鉴意义。

(四) 建立多层次医疗保险保障体系

多层次的医疗保险保障体系是指在当前已有的"基本 + 大病"的基础之上开发补充医疗保险以提高人民群众的医疗保险保障水平。完善多层次保障体系的目的是应对特大、重大疾病风险产生的超高医疗费用，避免由此而导致的人民群众生活不稳定现象的发生。完善多层次社会医疗保险保障体系的关键在于设立重大疾病补充医疗保险，以特大、重大疾病所产生的医疗费用额度为根据划分特大、重大疾病标准。当前，重大疾病险只属于商业保险的经营范畴，其面向的客户是以高、中收入为主的人群，而对低收入人群由于面临养老、住房等多方面的压力对于此类保险缺乏购买力。随着我国医疗保障服务体系的完善，其所属社会保险的重大疾病医疗保险势必会推出。

多层医疗保障体系是政府和保险公司双方合力的结果。一方面，商业保险公司应开发相对于中低收入群体具有普惠性的重大疾病保险险种。以大病医疗保险为例，其保本微利的经营原则决定了商业保险公司经办此业务必须保证其普惠性特点。社会保险的准公共物品特性决定了保险业经办服务的险种必须要针对于占较大比例的中低收入群体，所以保险公司要开发针对于低收入群体的健康保险产品，为政府建立重大疾病补充医疗保险提供选择。政府部门应积极与保险公司合作共同开发补充医疗保险，可以采取政府购买服务模式选取保险公司具有普惠性的医疗保险产品作为补充医疗保险，另一方面应与社会救助体系相结合，对因特大、重大疾病导致生活困难的家庭要给予及时的社会救助，充分发挥政府在社会保障体系中的职能，保障人民生活安全和社会稳定。

（五）提升省外就医报销效率

当前云南省异地报销工作效率较低的主要原因在于省外就医的原始手工审查报销方式费时、费力，省内异地就医不同州（市）医保中心系统不兼容造成信息不能及时传达和共享。对此应采取先内后外的战略，首先应着重解决省内异地就医工作效率较低的问题，要早日建立统一的医保中心和企业之间的信息共享平台并尽快在全省推广，同时，要完善高统筹级别的基本医疗保险体系，借助不同州（市）的医保中心系统即可将病患的资料及时传达。对于省外异地就医的报销，在初期可以借助保险公司在全国强大的分支机构，可以将就医地的病患资料通过保险公司的网络平台传回省内，这将改变以往病患出院返回居住地进行报销的模式。大病保险未来势必会向省级、国家级更高统筹级别的趋势发展，这符合国家大病保险政策中保民、惠民、便民的要求，高统筹级别的大病保险对于异地就医医疗费用报销的工作将起到极大的推动作用。

提升省外异地就医医疗费用报销工作效率不仅要依靠统一的信息平台、较高统筹级别的社会基本医疗，还要依靠政府开通在不同省份之间建立的异地就医联网即时结算平台。目前，云南在和重庆、广州建立异地就医联网即时结算的基础之上，昆明市、曲靖市、丽江市与广州市的64家协议医疗机构还开通了城镇职工医保跨省异地结算。省本级还与海南省签订了《基本医疗保险跨省异地就医合作协议》，下一步将实现省外异地就医住院医疗费用的即时结算。

（六）加强监督医疗救治行为

不合理的医疗行为势必会对社会医疗公共资源造成浪费，影响社会保障基金的稳定，并有失社会医疗保险的公平性。不合理医疗行为的产生是病患和医院双方道德风险的共同结果，防治和减少不合理医疗行为的产生必须从患方和院方双方入手。一方面，应进一步加强对定点医疗机构的医疗费用审核，借助完善的统一信息平台严查滥检查、滥用药、虚设项目等行为，为病患开设快速投诉渠道，及时监督医院无理由推诿病患的行为，保障人民群众享受普惠医疗的合法权益。同时，加强保险公司、医保中心、卫生监管部门的合署办公，强化各部门之间的联动机制，对于出现过不合理医疗行为的医院应加大监管力度。"总额预付制"的目的是控制社会医疗保障基金的支出，避免医疗资源浪费，其制度本身并无缺陷。制度的正确实施关键在于执行力和监督力，所以应加强监督医院的医疗救治行为，保证"总额预付制"的顺利实施；另一方面，应为病患建立个人社会医疗保险诚信档案，对于冒名顶替、多次住院、小病大养、虚构病例等套取和浪费社会医疗保险保障基金的被保险人，将其纳入社会医疗保险黑名单，并对其给予相应的处罚和警告，对其未来产生的医疗费用严格审核，保障其他社会成员平等享有社会医疗保障的合法权益。

（七）完善基层医疗服务机构建设

当前云南省医疗保障体系面临的另一突出问题是基层医疗服务机构的建设不完善的问题。基层医疗服务机构是县一级的医疗机构和小型社区卫生医疗站，其提供公共卫生服务和常见病、多发病的诊疗等综合服务，其主要服务群体是城乡居民参保人。城乡居民参保人没有个人账户，每年只提供其400元的门诊费用，其日常看病和买药只能去定点基层医疗诊所或药店。从倘甸镇的调研情况来看，基层医疗服务机构在应对慢性病和多发性疾病的能力上存在不足，特别是慢性呼吸道疾病、糖尿病、高血压、心脑血管等疾病。这些疾病多发于老年人群，由于人口平均寿命的延长，患有此类疾病的老年人数量也在增多。此类疾病的治疗方法多采用药物控制，但此类药物大多数较为昂贵，若其所在乡镇基层医疗服务机构建设不完善，其治疗药物的购买只能通过私人药店。这一方面造成了参保人较高的医疗费用支出，对其家庭生活造成负担；另一方面，这是社会医疗保障体系"失能"的一种体现。对此，应加强和完善基层医疗服务机构的建设，使其真正发挥基础医疗服务保障功能，缩减城乡居民在基本医疗待遇和服务水平之间的差距，体现社会公平性原则。

（八）建立和完善风险共担机制

对于政企权责边界划分模糊的问题可以通过建立和完善风险共担机制分散保险企业风险，保障社会医保基金的稳定。大病医疗保险风险共担机制是坚持国务院《开展城乡居民大病保险指导意见》中有关"责任共担，持续发展"基本原则，是保监会在《保险公司城乡居民大病保险业管理暂行办法》中有关建立"动态调节机制"的落实。大病医疗保险风险共担机制是指在保险公司、政府之间建立一种动态调节机制，根据每个保险期间内的超额结余和政策性亏损等盈亏情况进行风险调节，确保大病医疗保险的可持续发展。完善的风险共担机制包括亏损补偿、基金结余返还、方案调整三大块。根据 2014 年云南省保险公司参与大病医疗保险经办情况来看,风险共担机制局部功能已在保险公司参与 13 个州(市)(临沧除外)的 19 个项目中体现,因政策性亏损可获得亏损补偿的有楚雄、丽江、文山三个州(市)的 5 个项目,因基金结余返还的有曲靖、楚雄、丽江、文山、红河、昭通 5 个州(市)的 8 个项目,根据当年经营状况调整次年保障方案的有曲靖、楚雄、丽江、文山、德宏、西双版纳、大理、昭通 8 个州(市)的 11 个项目,如表 5 - 2 所示。截至 2014 年 12 月,云南省共 15 个州(市)开展了大病医疗保险,其中建立了包括亏损补偿、基金结余返还、调整方案在内的完善的风险共担机制的只有楚雄,而昆明、保山、普洱 3 个州(市)尚未建立任何风险分散机制,风险共担机制建设严重滞后。

表 5 - 2　　　　2014 年云南省大病医疗保险风险共担机制建立情况

项目名称	设置成本利润率	风险调节机制		
		因基本医保政策调整,可获得亏损补偿	结余返还	根据当年经营结果,调整次年保障方案
昆明市城乡居民大病保险	是	—	—	—
曲靖市城镇居民大病保险	是	—	是	—
曲靖市新型农村合作医疗大病保险	是	—	是	是
楚雄州城镇居民大病保险	是	是	—	是
楚雄州新型农村合作医疗大病保险	是	是	是	是
丽江市城镇居民大病保险	—	是	—	是
丽江市新型农村合作医疗大病保险	是	—	是	是
文山州新型农村合作医疗大病保险	是	是	是	—
文山州城镇居民大病保险	—	是	—	是
临沧城镇居民大病保险	—	—	—	—
临沧市新型农村合作医疗大病保险	是	—	是	—
德宏州城镇居民大病保险	—	—	—	是

续表

项目名称	设置成本利润率	风险调节机制		
		因基本医保政策调整，可获得亏损补偿	结余返还	根据当年经营结果，调整次年保障方案
西双版纳州城镇居民大病保险	—	—	—	是
保山市城镇居民大病保险	—	—	—	—
普洱市城镇居民大病保险	—	—	—	—
红河州城镇居民大病保险	是	—	是	—
大理市城镇居民大病保险	—	—	—	是
昭通市城镇居民大病保险	是	—	—	是
省属在昆高校大学生大病保险	—	—	—	—
昭通市新型农村合作医疗大病保险	是	—	是	是

资料来源：云南保监局。

截至 2015 年 6 月，云南省已经实现大病医疗保险全省覆盖，但与此配套的风险共担机制存在滞后性。建立风险共担机制的目的是保障医疗保障基金的稳定，实现大病医疗保险的可持续发展，其实施的基础在于保险业参与大病保险经办服务。因此，完善云南省大病医疗保险风险共担机制首先要推行政府购买服务模式在全省的覆盖，其次要在已经建立部分分散机制的州（市）进一步完善共担机制，在未建立风险共担机制的州（市）实行分步建立。风险共担机制既是对社会医疗保障基金的保障，也是对经办大病保险业务的保险公司利益的保护。建立覆盖全省的大病医疗保险风险共担机制是云南省进一步完善社会体系的重点工作之一。

二、商业健康保险对策

商业健康保险是社会医疗保障体系的重要组成部分，其发挥着对基本医疗保障的补充作用。在当前"基本＋大病"的保障模式下，保险业服务医疗保险改革的途径在于利用商业健康险提供的产品和专业化服务扩大医疗保险保障模式，提高医疗保险工作效率，节约社会公共医疗资源，稳定社会医疗保障基金。

从当前云南省商业健康保险的发展情况来看，商业健康保险真正发挥服务医疗保险职能还面临着诸多困难和挑战。这需要在实践中不断总结经验，逐步解决存在的困难和挑战，以促进商业健康保险的发展，充分发挥商业保险的社会治理职能，为政府服务，为经济社会发展服务。

（一）政府层面的建议

1. 落实促进商业健康保险的发展政策

落实促进商业健康保险的发展政策包括落实未来的配套政策和现有的支持政策。保险"新国十条"中明确提出了要促进商业健康保险服务业发展，这为商业健康保险发展提供了有力的政策支持。然而国家层面的顶层设计需要各地方政府结合自身情况加以落实，如果缺乏相关配套政策，那么顶层设计也只能成为一纸空文。依托地方相关配套政策才是商业健康保险发展的重要途径。一方面，应出台关于商业健康保险考核力度的相关政策。尤其是加大关系老百姓福祉的城乡居民大病保险开展情况的考核，把有没有委托商业保险公司承办、政府相关部门有没有监管到位作为重点考核内容，加速落实和推动国家政策下的执行力度；另一方面是落实已有支持政策，如落实商业健康保险税收优惠政策。《国务院关于促进健康服务业发展的若干意见》指出，企业根据国家有关政策规定为其员工支付的补充医疗保险费，按税收政策规定在企业所得税税前扣除。《国务院关于印发完善城镇社会保障体系试点方案的通知》规定，有条件的企业可以为职工建立补充医疗保险，提取额在工资总额4%以内的从成本中列支。但云南省在实践中并未执行已有的税收优惠政策，建议省政府协调税务部门落实政策，鼓励和支持企业为职工购买补充医疗保险。

2. 促进保险业服务医改试点引导

除强有力的政策支持之外，政府也应充分发挥宏观上的引导功能。

引入商业健康保险的风险控制、健康管理、社会治理的功能和优势去服务医疗保障体系改革，这在全国来说都处于起步阶段。医疗保障体系改革是摸着石头过河，是在符合现有政策的基础上对新方案、新模式发展高医疗保障水平的医疗保险制度的试点，试点对于新方案、新模式的未来预期成果是不确定的，这就必须坚持试点为先导、总结为依据、推广为目标的原则。云南省各州（市）在社会基本医疗中存在统筹级别、保障程度、经办模式之间的差异，在保险业服务医改的实施中，可以在统筹级别较高、具有商业保险公司经办服务模式的州（市）进行试点工作，并根据试点效果，及时纠错、改进、总结，从而发现保险业服务医改的进程中可能产生的问题和困难。通过分析和总结成熟的实施方案，进而研究进行全面推广的可行性。

3. 加强商业健康保险监管力度

政府作为保险业服务医疗保障体系改革的主导者，具有指导和监管的责任。在加强政策指导的同时也应进一步加大对于商业健康保险的监督和管理力度。具体要从产品营销、服务水平、服务群体三方面入手。一是从严治理销售误导行为。健康保险产品的健康保障模式较为特殊，其产品专业性较强，需要销售人员具有较专业的医学知识以防范道德风险。这要求公司对销售人员进行医学专业知识培训，并建立健康保险销售分级制度，从源头上治理销售误导。二是督促公司提高健康管理服务水平，通过疾病预防、身体检查、安全意识培养等方式将风险控制在保险事故发生前，并严格按照合同约定开展理赔，杜绝拖赔、惜赔问题。三是引导公司向不同群体，特别是低保障和少数民族群体开展全方面的健康保险服务，满足不同层次消费者的需求，这有助于保险公司积累参与医疗保障体系改革的前期经验。

（二）公司层面的建议

1. 加强与政府间沟通和汇报

商业保险参与医疗保障体系改革的关键在于加强与政府之间的沟通和汇报。交流渠道的建立需要双方都能作出积极性的响应。一方面，政府作为社会管理的决策人，应考虑到保险业社会管理的功能，让其参与社会保险的社会治理。政府应主动了解商业健康保险发展情况，从政府执政为民的理念出发，掌握商业健康保险服务医疗保障体系的潜在需求，将潜在需求转化为现实需求。这需要政府相关部门主动获取相关知识的内生动力和外在推动。为此，医疗保障体系的各相关部门应定期听取保险公司商业健康保险专题汇报，加强沟通了解等；另一方面，保险公司应有主动向政府部门汇报的意识。通过汇报了解商业健康保险在参与医疗保障体系改革中社会治理的功能。在不断地汇报过程中，逐渐提高政府主动运用商业保险减轻政府社会管理负担的积极性，拓展保险公司与政府的合作项目，为转变政府职能、建设多层次医疗保障体系开辟新路径。

2. 强化业务经办的功能优势

承办大病医疗保险业务开创了保险业参与医疗保险服务体系改革的先河，应以此作为突破口强化保险业参与社会治理的功能，为扩展社会医疗保险服务经办项目奠定了基础。为此，保险业应做好以下四个方面的工作：一是硬件方面。承办大病医疗保险的保险公司应扩大"一站式"服务医院范围，对于垫付医药费的患者，赔付款项必须直接划转到个人账户，使更多的群众享受到保险公司经办业务所带来的便捷和高效。二是软件方面。加强对大病保险服务人员的培训工作，不断充实服务人员队伍，提升服务队伍整体医学水平，丰富服务内容。三是创新方面。与保险行业协会共同推动商业健康保险定点医院合作，引入商业健康保险第三方调解机制，解决医、患、保之间的矛盾与纠纷，提升保险公司服务形式，促进医疗服务质量改进。四是监督方面。加强对定点服务医院不合理医疗费用和推诿病患等不合理医疗行为的审核和监督，体现其在参与社会医疗保障体系改革中助力社会节约公共医疗资源、助力政府提升工作效率方面的优势。

3. 打造专业化的运营管理平台

专业化的运营管理平台是体现保险业参与医疗保障体系改革功能优势的重要基础。专业化的运营管理平台，既是大病保险经办业务专业化经营的基础，又是其他经办服务顺利进行的重要载体。主要做法：一是完善联合办公机制。充实承办大病保险的商业保险机构专业化审核队伍，在基金征集、政策咨询、医疗费用审核、医疗费用报销、医疗巡查等各个环节紧密配合医保部门，共同服务参保群众。二是上线专业化运营信息管理系统。推进承办公司独立大病保险系统的全面上线，满足大病保险业务管理和统计分析要求，实现数据积累、动态监控和风险预警的目标，促进其与医保机构、医疗机构之间信息系统的互联共通，实时或准实时采集参保群众的医疗信息、就诊情况、诊疗明细、医疗费用等信息，并在这些信息的基础上，逐步提供政策查询、风险管控、健康管理等服务。

4. 建立专业化风险管控机制

专业化的风险管控机制是保险业专业化服务的主要内容之一，它是一种包括事前、事中、事后三个阶段对于风险实施风险分散和监控的机制。从保险业经办大病保险的风险控制流程可以看出风险管控机制的优势，经办大病保险的商业保险机构通过与政府医保部门建立联合办公平台，借助政府的力量，搭建了病前健康管理、病中诊疗监控、病后赔付核查的全流程医疗风险控制机制。一是实施病前健康管理。将健康保险的风险控制延伸到包括事前预防在内的全过程健康管理，从而达到降低疾病风险、提高参保人健康水平的目的。二是加强病中诊疗监控。在联合办公平台基础上，商业保险借助政府医保部门的力量，强化对医疗行为的监控和干预，减少不合理医疗行为。三是强化病后赔付核查。商业保险机构进一步加强业务流程管理，对大病保险及对应的基本医疗保障的赔付进行全程核查，全面细致地审核医疗费用支出，剔除不合理费用，控制超额赔付风险。这为保险业经办其他社会医疗保险业务中建立风险管控机制提供了可资借鉴的经验。

5. 构建专业化客户服务体系

专业化的客户服务体系不再局限于保险事故发生之后保险公司的快速立案、理赔环节，而是充分体现对客户健康管理的功能。这就需要保险公司既要注重健康管理专业化队伍的建设，也要加强其高效快速的理赔工作。对于保险业参与服务医疗保险体系改革则要做到：一是构建客户信息档案，根据客户工作性质和身体健康程度为其制定包括饮食、生活、运动等在内的全面健康管理计划，提供专业化的健康管理服务。二是扩大即时结算服务的覆盖面。增加可办理即时结算服务的医疗机构网点，推进异地就医即时结算试点工作，更好地方便群众，提高服务效率。三是提供专业化的售后服务。专业化的售后服务是指在快速理赔的理念之上积极探索包含及时救治、资金垫付、同情赔付在内的健康保险理赔服务新模式，及 24 小时接报案或理赔及时就诊咨询服务，理赔短信通知服务，让客户感受到快速理赔的便捷。

6. 开发针对低收入群体的普惠险种

保险业服务医疗保障体系改革的途径在于利用商业健康保险提供的产品和专业化服务以扩大医疗保险保障模式，提高医疗保险工作效率，节约社会公共医疗资源，稳定社会医疗保障基金，途径的实现在于政府的购买力和商业健康保险产品的普惠性。政府的购买力强弱在于保障范围、保障成本、保障程度的高低，过高的保障成本、较小的保障范围也减弱了政府的购买力。而当前云南省保险市场的商业健康保险的主要险种面向人群主要以中高收入群体为主，这类产品无法满足保险业服务医疗保障体系改革的进程中对普惠性的需求。以大病医疗保险为例，其保本微利的经营原则决定了由商业保险公司经办业务必须具有普惠性特点。社会保险作为准公共物品的特性决定了保险业经办服务的险种必须要针对占较大人口比例的中低收入群体，所以保险公司要开展针对于低收入群体的健康保险产品。这类产品要具有社会保险低缴费水平、高保障程度的微利性和普惠性特点。这一方面提供了保险业服务医疗保障体系改革的参与机会，发挥其社会治理的功能；另一方面也能提高政府购买力，使多数人享受到多层次、高水平的医疗保障。

三、保险机构参与社会医疗保障体系建设对策

（一）健全法律制度

以新医改方案和"新国十条"颁布为契机，通过出台《关于推进商业保险机构经办城乡居民基本医疗保险业务试点的指导意见》或《关于引入第三方参与经办社会医疗保险业务的试点意见》等相关文件，进一步细化商业保险公司参与基本医疗保险经办管理服务和异地就医结算服务的实施细则和监管措施。明确商业保险机构、政府经办机构与定点医疗卫生机构之间的法律关系和业务范围，理清相互之间的权利义务。在统一基本医疗保险政策、提高统筹层次的基础上，逐步放开商业保险公司经办社会医疗保险项目的范围，将公务员医疗保险、城镇职工基本医疗保险和城镇居民基本医疗保险等逐步纳入商业保险公司经办的范围，着重试点保险公司参与医疗保险窗口经办服务、医保费用初审、医保资格初审、基金结算和投资管理业务、定点医院管理和稽核业务、异地医疗服务等。同时，规范基本医疗保障经办管理服务业务市场秩序，建立严格的市场准入和退出机制，规范政府的招标程序，避免保险公司一哄而上、中途退出或消极工作影响基本医疗保险制度正常运行。此外，努力打通基本医疗保险、大病医疗保险和商业医疗保险的经办关系，强化医保经办管理方和医疗服务付费方的服务定位，完善经办管理的费用测算和费用形成机制，杜绝零费用和低于成本价经办。加快医疗保险服务标准化建设，将各分公司经办基本医疗保险业务纳入总公司的年度绩效考核，建立健全以服务水平和参保群众满意度为核心的激励约束机制，

研究减免基本医保经办的营业税，保障第三方医保经办管理的稳定可持续发展。

（二）加强专业能力建设

保险公司要主动顺应基本医疗保险制度的发展变化趋势，将商业保险参与基本医疗保障体系建设作为战略性业务加以长期培育，着力提高专业化的经办管理能力，打造其经办管理基本医疗保险的比较优势和核心竞争力。一是推进专业化组织和人才队伍建设。制定一整套基本医疗保险服务管理流程，逐步完善商业保险参与基本医疗保险经办的业务咨询、诊疗风险管理、理赔核算和数据管理等专业化管理制度，加强政策咨询、临床医学、信息技术、医保精算、医保审核等专业化人才的引进和培养，提升从业人员经办基本医保的专业素质。二是加快经办管理信息系统建设。加强与社保部门、定点医疗机构、政府监管部门的协调与合作，积极参与医疗健康档案信息系统建设，确立长期的数据共享和更新机制，实现与基本医疗保险信息系统和医疗机构诊疗信息系统的全面对接，通过综合数据处理功能增强风险管控能力。三是建立一体化的就医管理和支付结算平台。保险公司在各级社保部门办公大厅设立专门的服务窗口，向参保群众提供有关基本医疗保险的基金征缴、凭证审核、费用报销等服务，并通过病人诊疗和费用结算信息在保险公司、社保部门和定点医院之间的实时共享实现即时结算。四是鼓励保险公司投资兴办医疗机构，将保险和医疗结成利益共同体，实现医疗、医保、医药三联动，从诊疗行为的源头开始进行医疗风险的预防和控制，从而解决信息不对称的问题，最大限度地降低不合理医疗费用，消除过度医疗消费，节省医保基金开支。

（三）规范全程监管体系

以强化监管为重点，建立事前、事中、事后三位一体的全程风险管理体制。

一是开展医疗服务巡查，加强住院病人监管。保险公司应组建专门队伍配合社会保险经办机构开展流动巡查，加强住院巡访，同时核实住院人员身份信息与住院信息是否相符，查处冒名就医等虚假医疗行为和骗保活动。

二是制定医疗服务评价标准。保险公司应加强与政府部门和定点医疗机构的合作，共同建立一整套针对定点医院的医疗服务质量评价制度，审核监管医疗机构服务方式和收费标准。通过医疗服务满意度调查等方式对定点医院进行聘雇，对不合格的医院给予警示并责令限期整改。

三是强化定点医疗机构监督管理。在医保中心的指导和授权下，保险公司应建立医院巡查队伍，联合医保中心稽核部门对医疗机构进行风险管控，规范定点医院诊疗行为。重点在于加大对区内定点医院住院病人病历和医疗费用清单的审核，通过信息化手段实现对参保患者从入院到出院进行全程监控服务，及时发现医疗机构存在的不规范诊疗现象，从而防范医疗机构过度检查、过度治疗情况，有效降低参保人员医疗负担。借助保险公司遍及全国的调查系统平台，对不在基本医疗保险联网管理范围的异地就医实施医疗监督和核查。针对云南省全面推行基本医疗保险支付制度改革后可能出现的推诿拒收病人、虚报服务量、医疗纠纷等问题，可聘请第三方专业机构对医疗服务行为和参保人员就医行为进行独立评估，或探索建立医保经办管理第三方专家评审机制。

四是完善内部监督机制。通过对业务、财务、合规三道防线的定期审核评估，全面降低保险公司经办基本医疗保险服务的业务风险。

五是健全外部监督机制。保险公司应加强行业自律，主动接受社保、卫生、财政、审计等部门的监督指导，定期提供有关业务资料和财务报告。同时，推进参保人评估体系建设，提高参保人话语权。充分发挥民主监督作用，广泛听取用人单位代表、医疗机构代表以及有关专家等的意见和建议，不断改善经办管理服务和监管体系。

（四）完善省级异地就医结算平台

按照国家电子政务信息系统建设的要求，着力推进基本医疗保险业务信息管理系统省级集中，完善省级异地就医费用结算平台的运行管理，统一信息系统接口、操作流程、数据库标准和信息传输规则，推进《社会保险药品分类与代码》等技术标准的应用，支持省内统筹地区之间就医人员信息、医疗服务数据以及费用结算数据等信息的交换，切实解决省内统筹地区之间的异地就医结算数据传输和问题协调。同时，加快与其他各省级异地就医平台的联网对接，逐步实现城居参保人跨省异地就医数据交换和费用结算等功能，加速省际省内无障碍持卡就医的即时结算进程。此外，鼓励保险公司通过建立异地医疗支持体系加强异地就医管理，为参保人提供转诊辅导、远程会诊、就医绿色通道及资金垫付等服务，为参保群众提供全方位、高质量的医疗保险服务。

四、保险机构参与医疗纠纷人民调解第三方调解对策

第三方调解机制把医疗纠纷从医院转移到院外，把医疗机构从纷繁复杂的医疗纠纷中解脱出来，使其更好地为患者服务，也有效地保护了患者的利益，在医疗纠纷的处理上发挥了很好的作用，同时也存在一定的缺陷。课题组在参考境外医疗纠纷第三方调解机制、比较国内几种模式的基础上，建议云南省在机制建立过程中应注意以下几个方面。

（一）健全医疗纠纷处理的法律体系

1. 我国医疗纠纷第三方调解机制缺乏现行法律保障

目前处理医疗纠纷主要依据《医疗事故处理条例》第 46 条规定："发生医疗事故的赔偿等民事责任争议……当事人可以向卫生部门提出调解申请，也可以直接向人民法院提起民事诉讼。"即只有卫生部门才

有调解资格。全国各地医疗纠纷人民调解委员会进行医疗纠纷的调解无明确的法律支持，其调解的正当性容易受到各方的质疑，所得出的调解结果也由于缺乏法律的支持而不具有强制执行力。虽然在 2010 年 1 月，司法部、卫生部、中国保监会联合制定下发了《关于加强医疗纠纷人民调解工作的意见》，明确提出要进一步发挥新时期人民调解工作在化解医疗纠纷、和谐医患关系中的重要作用，并对医疗纠纷人民调解的组织机构、人员队伍、保障机制、业务工作、指导管理等作出明确规定。在 2011 年 5 月，为贯彻落实《人民调解法》，司法部制定下发了《关于加强行业性专业性人民调解委员会建设的意见》（以下简称《意见》），对各类行业性、专业性人民调解工作进行了全面规范。但是，由于《意见》仅仅是规范性文件，不仅法律效力层次过低，而且在具体规定的内容上也比较零散，尤其是在医疗纠纷调解委员会的组织机构、经费来源、启动方式以及配套措施方面的规定还存在着缺陷，亟待完善。

2. 云南省在推进机制建设的同时应出台相应的地方性法规

为解决类似于医疗纠纷人民调解委员会在法律上存在的尴尬局面，确保调解结果的法律效力，维护调解队伍的稳定，平衡调节机制参与各方地位与话语权，课题组建议云南省在推进医疗纠纷人民调解第三方调节机制建设的同时应同步制定医疗纠纷第三方调解的相关法律。可以在现有的《医疗事故处理条例》的基础上进行修改。当然，其中的"医疗事故"应改为"医疗纠纷"，扩大其外延，涵盖所有的医疗纠纷。增加第三方调解的相关内容，对医疗纠纷第三方调解组织的设置、经费来源、组成人员、调解程序、方式和配套措施等作出具体而全面的规定。并且规定医疗机构和医务人员必须参加医疗责任保险，并对保险的范围，保险率的计算作出详细的规定。也可以全新制定地方性法规，为医疗纠纷第三方调解制度在云南省的推行提供法律保障。

（二）设立专门的医疗纠纷处理中心

医疗纠纷处理中心的设立可以参照宁波模式，由医疗纠纷人民调解委员会和医疗责任保险赔付中心组成。医疗纠纷人民调解委员会负责调解，医疗责任保险赔付中心负责理赔。两个机构同时运行，克服了单一机制的弊端。只有理赔处理机制，很难保证调解的公正与中立，因为医疗责任保险公司会惜赔，而只有人民调解机制又很难解决患者最关心的补偿问题。

1. 设立专门的医疗纠纷人民调解委员会

相对于医疗纠纷的卫生行政部门调解，人民调解更具有中立性和公正性。我国《人民调解法》第七条规定："人民调解委员会是依法设立的调解民间纠纷的群众性组织。"第八条规定："村民委员会、居民委员会设立人民调解委员会，企业事业单位根据需要设立人民调解委员会。"可见，我国《人民调解法》所规范的人民调解委员会，是指隶属于村委会、居委会或企业事业单位内部的负责调解一般民事纠纷的群众性组织，与医疗机构没有必然的联系，因而在医疗纠纷的处理中，更能体现其中立性和公正性。但由于医疗纠纷中涉及的医学方面的知识专业性很强，而一般的人民调解员医学知识缺乏，无法胜任医疗纠纷的调解，因而有必要设立专门调解医疗纠纷的医疗纠纷调解委员会。从"宁波模式"的实践可以看出，医疗纠纷人民调解委员会在医疗纠纷调解中发挥了很好的作用。

2. 设立医疗责任强制保险制度，建立医疗责任保险赔付中心

（1）设立医疗责任强制保险制度

近几年来，我国医疗纠纷的赔偿额逐年上升，不管是对医疗机构还是医护人员都是一个不小的负担［一般医疗机构对患者的赔（补）偿采取医院与医生个人分摊的办法，分摊比例：医院承担 80%～90%，医生承担 10%～20%］。通过保险公司分担风险，对医疗机构或医护人员都是一个不错的选择。但我国目前的医疗责任险的购买属于自愿性质，鉴于医疗行为的高风险等因素，以往国内推行的医疗责任保险免赔条款过多，索赔条件较为苛刻，理赔手续繁杂，赔付率低，影响了医疗机构投

保的积极性，不能有效减轻医疗机构的赔付负担。部分医疗机构并没有购买医疗责任保险。课题组建议：一是可以参照《道路交通安全法》中建立机动车第三者责任强制保险制度，通过立法要求医疗机构及医护人员强制参加医疗责任保险。由于近年来，医疗纠纷的赔付金额逐年增加，而保费的收入并没有增加，保险公司面临亏损的风险。保险公司是商业公司，逐利是它的本性，亏损的风险过大，会影响其参与的积极性。参加保险的机构和个人基数增大，保险公司保费收入增多，可以增强其抵御风险能力。二是扩大医疗责任保险的赔偿范围。我国现行的医疗责任保险范围只限于医疗事故，对其他类型的医疗过失行为不予赔偿，与目前医疗纠纷理赔的现状差距过大。因此，医疗责任保险的范围应包括医疗机构及医务人员的一切医疗过失行为，只要医疗机构和医疗人员在诊疗护理过程中有过错，就应该理赔。三是取消赔偿额度的限制。现行的医疗责任保险制度规定保险公司最多只赔10万元。这一限度，完全打消了医疗机构的投保积极性。因此应取缔这一限制额度。既然医疗机构及医务人员参加了责任保险，那么就应该由保险公司全额赔偿患者的损失。

（2）建立医疗责任保险赔付中心

医疗责任保险赔付中心由承保医疗责任保险的保险公司负责组建，为降低经营风险，既可以采用数家保险公司共保模式，也可以采用再保险模式。

赔付中心的主要职责是建立医疗纠纷理赔的服务网络，提供优质的医疗纠纷赔付金理赔服务。以人民调解协议书、人民法院生效调解书或者判决书作为医疗责任保险理赔的依据，在保险合同约定的责任范围内进行赔偿，并及时支付赔偿金；对医疗机构及医疗纠纷人民调解委员会进行监督，督促医疗机构及其医务人员提高医疗服务质量，保障医疗安全，减少医疗纠纷；促使医疗纠纷人民调解委员会公平、公正调解，避免为息事宁人而赔偿。

（三）建立医疗纠纷第三方调解的配套机制

医疗纠纷第三方调解制度只是医疗纠纷诸多解决机制中的一种，为了充分发挥医疗纠纷第三方调解机制的优势，同时消除其他纠纷解决途径的弊端，应当建立医疗纠纷第三方调解途径与其他途径的衔接机制。

1. 完善医疗纠纷第三方调解制度对接机制

2009 年 8 月 4 日，最高人民法院发布了《关于建立健全诉讼与非诉讼相衔接的矛盾纠纷解决机制的若干意见》（法发〔2009〕45 号，以下简称《意见》）。此《意见》是一个旨在建立多元化的纠纷解决机制的规范性文件，将促进非诉讼调解与司法程序的有效衔接。为提供更多可供选择的纠纷解决方式，《意见》强调要发挥人民法院、行政机关和社会力量，做好诉讼与非诉讼渠道的相互衔接，促使非诉讼解决纠纷更加便捷、灵活和高效。《意见》中有关医疗纠纷调解处理的内容：认可行政机关调解的效力；认可人民调解委员会调解的效力；认可其他调解组织调解的效力。《意见》还规定，经双方调解、行业调解组织或者其他具有调解职能的组织调解后达成的具有民事权利义务内容的调解协议，经双方当事人签字或盖章后，具有民事合同的性质。《意见》还将其提高到法律层面，做到有法可依。

2. 建立异地医疗纠纷鉴定调解机制

按照现行法律规定，医疗事故鉴定由当地医学会组织进行，而医学会和医院同属于一个地区、系统和卫生行政部门，患者难免对其公正性产生质疑。异地医疗纠纷鉴定可以显示鉴定的公正性，消除患方疑虑。2004 年 10 月出台的《关于人民法院委托医学会进行医疗纠纷司法鉴定若干问题的意见》（沪高法民一〔2004〕32 号）第二条规定："由诉讼双方当事人协商选择区、县医学会进行鉴定；协商不一致的，人民法院可以指定在医疗机构所在地以外的区、县医学会鉴定。"这为异地鉴定工作提供了法律依据。

3. 医疗秩序保障机制

鉴于医患关系紧张、矛盾尖锐以及出现医疗纠纷时暴力事件增多的现状，建议建立医疗秩序保障机制，有下列行为之一的公安机关应及时出警，依法处置，保护当事人的人身、财产安全。一是聚众占据医疗办公场所，在医疗机构内拉横幅、设灵堂、贴标语，或者拒不将尸体移放太平间或殡仪馆的；二是阻碍医务人员依法执业，侮辱、威胁、殴打医务人员或者限制其人身自由，干扰医务人员正常工作、生活的；三是故意损坏或者窃取、抢夺医疗机构的设施设备等财产或者病历、档案等重要资料的；四是其他严重影响医疗工作秩序的。

附　　录

附录 1

中国太平洋人寿保险股份有限公司云南省分公司大病医疗保险发展调研报告

一、当前云南省大病保险的发展情况

（一）大病保险的发展背景

2012 年 8 月 24 日，国家六部委联合下发了《关于开展城乡居民大病保险工作的指导意见》（发改社会〔2012〕2605 号），文件中对城乡居民大病保险的基本原则、筹资机制、保障内容、承办方式等方面作了具体要求。2012 年 12 月 31 日，太平洋人寿保险股份有限公司印发了《关于做好城乡居民大病保险拓展工作的通知》（太保寿发〔2012〕541 号），文件中要求各公司积极参与大病保险业务，并制定了相关业务政策、管理办法。2012 年 12 月 31 日，云南省人民政府办公厅印发了《关于转发省发展改革委等部门云南省城乡居民大病保险实施意见（试行）的通知》（云政办发〔2012〕237 号），文件中确定了在 2013 年选择昆明市、曲靖市先行开展州、市级城乡统筹的大病保险试点工作。

截至 2014 年 5 月 31 日，中国太平洋人寿保险股份有限公司云南省分公司（以下简称太保寿险云南省分公司）共计 11 家分公司开办大病保险业务，累计承保项目数 24 个，承保服务人数超过 25 万人，实现保费收入 1.13 亿元，应收保费收入 4 亿元。太保寿险云南省分公司中标项目应收保费占总公司的近 30%，太保寿险云南省分公司中标大病保险项目如附表 1 - 1 所示。

附表 1 - 1　　　　　太保寿险云南省分公司中标大病保险项目

昆明	曲靖
2014 年 2 月 25 日，成功中标昆明市 2014—2018 年城镇职工、城乡居民大病保险项目，中标份额占比为 24%，涉及职工及居民 518 万人，总费约 36 000 万元，太保寿险云南省分公司约为 8 600 万元	2013 年 9 月 16 日，成功中标曲靖市 2013—2015 年城乡居民大病保险项目，中标份额占比为 20%，涉及城乡居民 546 万人，人均保费 30 元，总保费 16 395 万元，太保寿险云南省分公司为 3 279 万元

资料来源：太平人寿保险有限公司云南省分公司。

（二）大病保险全省发展概况

2014 年 1—5 月，云南省保险业受政府委托在昆明市、曲靖市等九个州（市）开展了十三个项目的城乡居民大病保险工作，大病保险覆盖人群已达 1 841.67 万人，占全省参加基本医保城乡居民总人数的 47.24%。2014 年 1—5 月累计赔付支出 5 346 万元。云南省大病保险开展地州见附表 1 - 2。

附表 1 - 2　　　　　云南省大病保险开展地州

地州	城镇居民大病医保承办机构	城乡居民大病医保承办机构	地州	城镇居民大病医保承办机构	城乡居民大病医保承办机构
昆明	平安养老、太保寿险、人保财险、大地财险		西双版纳	—	—
曲靖	人保健康、人保财险、太保寿险、中国人寿		保山	人保健康	—

地州	城镇居民大病医保承办机构	城乡居民大病医保承办机构	地州	城镇居民大病医保承办机构	城乡居民大病医保承办机构
楚雄	人保健康		普洱	人保健康	—
大理	人保健康	—	文山	人保健康	人保财险
德宏	—	—	玉溪	—	—
红河	—	—	昭通	人保健康	—
丽江	人保健康	人保财险	迪庆	—	—
临沧	人保健康		怒江	—	—

资料来源：中国太平洋人寿保险股份有限公司云南省分公司。

（三）大病保险的承办模式

大病保险的承办模式根据不同的投标合同约定在昆明和曲靖之间存在不同，具体有昆明模式和曲靖模式，具体情况如附表 1 – 3 所示。

附表 1 – 3　　　　　　　　大病保险承办模式

昆明模式	曲靖模式
1. 独立承保。按照中标份额独立承保、理赔； 2. 独立核算。专项管理，单独核算； 3. 风险共担。按照收支平衡、保本微利的原则，成本利润控制在 3.6% 以内； 4. 划片服务。按照划片区域提供调查审核、管理三大服务项目。太平洋服务区域——市区 9 家二级以上医院、7 家药店、四个县区	1. 共同承保。主承保公司集中承保、理赔； 2. 独立核算。专用账户，单独核算； 3. 风险共担。按照收支平衡、保本微利的原则，成本控制在 4.38% 以内，利润控制在 3.58% 以内； 4. 划片服务。按照划片区域提供理赔服务。太平洋服务区域——陆良县、马龙县

资料来源：中国太平洋人寿保险股份有限公司云南省分公司。

（四）大病保险承保方案

大病保险的承保方案也分为昆明和曲靖两种不同模式，主要是考虑到两地不同的经济发展水平和医疗水平，大病保险承保方案如附表 1 – 4

所示。

附表 1-4　　　　　　　　　　大病保险承保方案

地区	昆明		曲靖	
分类	城镇职工	城乡居民	城镇居民	农村居民
人口（万人）	133	382	46.6	500
保费标准（元/人·年）	17.74	20	30	30
保费收入（万元）	总计 28 000 太保寿险云南省分公司 6 800	总计 7 500 太保寿险云南省分公司 1 800	总计 1 398 太保寿险云南省分公司 279.6	总计 15 000 太保寿险云南省分公司 3 000
赔付标准	超过本年度基本医疗保险统筹基金最高支付限额以上的部分赔付 90%，被保险人自付 10%，最高赔付金额为 20 万元	自付医疗费用：2 万~3 万元（含）赔付 50%；3 万~4 万元（含）赔付 60%；4 万~5 万元（含）赔付 70%；5 万~10 万元（含）赔付 80%	自付医疗费用：1 万~2 万元赔付 50%；2 万~4 万元赔付 65%；4 万~6.5 万元赔付 70%；6.5 万~10 万元赔付 70%；最高赔付金额为 20 万元	自付医疗费用：0.7 万~2 万元赔付 50%；2 万~4 万元赔付 65%；4 万~6.5 万元赔付 70%；6.5 万~10 万元赔付 70%；最高赔付金额为 20 万元

（五）大病保险赔付情况

2014 年，昆明市城镇职工和城乡居民参保人群共计 515 万人，保费总额为 35 500 万元，曲靖市农村居民和城镇居民参保人数共计 546.6 万人，总保费收入为 16 398 万元。从当前掌握的大病保险赔付数据来看，由于昆明市 2013 年大病保险项目在中标之后发生流标，其主要工作由昆明市大病保险中心负责，致使保险公司在当年损失数据中存在缺失。这里的赔付情况主要是指昆明市 2014 年 1—5 月数据和曲靖市大病保险

2013 年数据，云南省大病保险赔付情况如附表 1 – 5 所示。

附表 1 – 5　　　　　　　云南省大病保险赔付情况

时间	2014 年 1 月 1 日—5 月 31 日		2013 年	
地区	昆明		曲靖	
承保分类	城镇职工	城乡居民	农村居民	城镇职工
保费收入（万元）	11 799	7 561	15 000	1 406
赔付支出（万元）	4 664	1 728	10 238	1 873
赔付比（％）	39.5	22.9	68.3	133

资料来源：中国太平洋人寿保险股份有限公司云南省分公司。

（六）大病保险服务流程

大病保险的服务流程是根据大病保险招标服务要求对中标保险公司所属规划区内的医疗费用达到大病保险赔付标准的病患案例实施抽查、审核、回馈等程序的依据，大病保险服务流程如附图 1 – 1 所示。

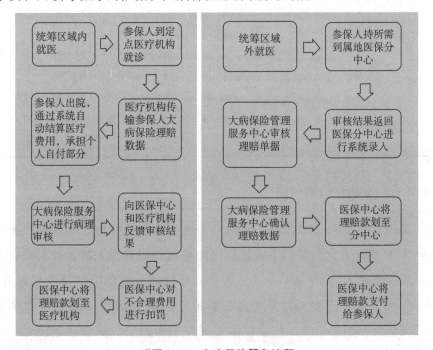

附图 1 – 1　大病保险服务流程

二、当前云南省大病保险发展面临的主要问题

（一）大病保险未实现全省全覆盖

近年来因病致贫和因病返贫现象屡见不鲜，一方面这极大地影响人民生活安全和社会稳定，另一方面也是政府在建立全民高保障医疗水平方面失职的一种体现。大病保险就是党和国家提出的在基本医疗基础之上，以进一步提高全民医疗保障水平、完善我国医疗保障体系、保障人民生活安全和社会稳定为目的的惠民政策，并提出尽快实现全国覆盖。云南省当前大病医保制度的建立完善面临的重要问题之一就是大病医保未实现全面覆盖。截至 2014 年 5 月 31 日，云南省大病医保的覆盖人群达 1 841.67 万人，占全省参加城乡居民基本医保的 47.24%，并未实现全省覆盖。

（二）信息平台建立不完善

当前云南省大病保险制度的信息平台建设不完善。其主要表现为保险公司开发为服务大病保险的"海豚"系统并没有在实际中得以运用，造成资源浪费和工作效率较低。导致此结果的主要原因是一方面主要在于医保中心系统与保险公司系统之间存在不兼容的问题，另一方面在于医保中心作为政府管理部门代表着政府的利益，保险公司作为盈利组织代表企业的利益，双方之间存在一定的不信任问题。同时，医保中心记录着整个社会成员的医疗保障信息，这对于保险公司来说正是其开发潜在客户所需的重要依据。在实现信息共享的条件下，保险公司就可以不付出信息成本而获得其所需的信息，这就是所谓的"搭便车"行为。信息平台建立不完善的根本原因在于大病保险作为"准公共物品"的外部性产生的利益在政府和企业之间的分割问题。

（三）针对特殊病种的保障缺失

从太保寿险云南省分公司所获取的关于昆明市大病医保的承保方案可以看出，其保障程度在基本医疗的保障水平上确实有进一步加深，具体情况如附表1-6所示。城乡居民的最高赔付额度为11.8万元，城镇职工的最高赔付额度为23.9万元，这对于参保人来说能很好地应对一般疾病所产生的医疗费用，但是对于一些特种疾病来说，其保障水平并不能满足需求。以内脏移植手术为例，其手术以及后期治疗所产生的费用在50万元左右，大多数家庭无法应对此类风险，仅依靠与当前的基本医保和大病医保的保障程度远不能满足其需求，而且此类手术所需药物大多需要国外进口，价格昂贵，其并不在社会医疗保险报销范畴之内，其产生的费用并不能达到社会医疗保险报销的最高支付限额，所以，针对一些特种疾病单依靠社会医疗保险的保障水平并不能满足病患的实际需求。

附表1-6　　　　　　昆明市基本医保和大病医保赔付标准

分类	城乡居民	城镇职工
基本医保保障程度（万元）	6	5.9
大病医保保障程度（万元）	10	20
最高支付限额（万元）	11.8	23.9

资料来源：中国太平洋人寿保险股份有限公司云南省分公司。

（四）保险公司职责的界定"模糊"

在太保寿险云南省分公司的实地调研过程中，公司领导与对于商业保险公司参与大病保险工作中的应当承担"经办"还是"经营"职责的问题进行深入探究。从当前其负责的所属医院的大病保险赔付情况来看，预计当年大病保险总赔付支出会大于其所属的大病保险资金额度，这与大病保险的经营原则"相悖"。在大病保险的经营原则中提出，大病保险应遵循收支平衡、保本微利的原则，实行单独核算，承担经营风险，自负盈亏，微利经营。在开展大病保险的工作基本原则中提出，坚持责任共担，持续发展。大病保险保障水平要与经济社会发展、医疗消费水平及承受能力相适应。强化社会互助共济的意识和作用，形成政府、个人和保险机构共同分担大病风险的机制。强化当年收支平衡的原则，合理测算，稳妥起步，规范运作，保障资金安全，实现可持续发展。两条原则存在相悖之处，这也是保险公司职责界定模糊的根源。保险公司若单方面行使的是"经办"职责，其提供的是一种服务，不承担相应的超赔损失，对大病保险资金行使的是一种管理职权。若其行使的是"经营"职权，但又没有权力对参保人实施风险评估和费率调整，这就使其不得不承担"低保费、高风险"所带来的超赔损失。长期的超赔损失对于保险公司来说会打击其参与社会风险保障管理体系的积极性，也不利于大病保险在全省的推进工作。

（五）异地报销服务滞后

异地就医报销的服务工作效率问题是大病保险面临的突出问题。从太保寿险云南省分公司调研情况来看，异地就医有两种形式，一种为省外异地就医，另一种为省内异地就医。对于省外异地就医，当前的服务模式一种情况为长期异地务工或需省外治疗等情况下的参保人，需由省内医保中心开出异地就医证明才可以进行异地就医。另一种情况是在省内参保人临时出行或出差等情况下遭遇突发事故急需住院治疗的条件下方可进行异地就医。省内的异地就医模式与省外模式基本相同，异地就医的医疗费用报销必须满足关于异地就医的一些相关规定，这也符合避免公共医疗资源过度使用的原则。对于异地就医产生的医疗费用报销流程，据太平洋寿险情况来看，云南省的异地就医报销基本上靠手工完成，这需要工作人员对异地就医患者提供就医期间的相关病历资料进行手工审查，对于报销范畴的医疗费用根据云南省的报销规定进行报销，需要耗费大量的人力和时间成本。究其原因，在于云南省关于异地就医平台的建立不完善，没有办法实现省与省之间的病患信息对接。对于省内的异地就医平台的建立，当前基本医保的异地就医可以及时地进行信息反馈，但是对于大病保险的病患信息仍需病患在出院之后返回居住地进行手工报销。另外，云南省大病保险并未实现全面覆盖，这就导致一些未覆盖地区的重疾病患即使能得到异地就医的机会，但是也无法应对高昂的医疗费用。

三、健全云南省大病保险服务体系的政策与建议

（一）加速推进全省覆盖

从当前云南省大病保险发展情况来看，加速推进大病保险在全省未覆盖州（市）内开展，尽快实现全面覆盖将成为云南省大病保险的工作开展重点。大病医保制度的建立就是针对因病致贫和因病返贫现象，保障人民生活水平和维护社会稳定。加速推进大病保险覆盖面的工作进程，尽快使全省城乡居民享受到多层级和高保障的医疗保障体系，这是满足人民对于高医疗费用条件下高保障医疗水平的需求，也是政府执政为民的职责所在。对此应制订详细的工作计划，在限期内完成未覆盖州（市）内的招标、审核工作，力争在 2015 年实现大病保险全省覆盖。

（二）提升各州统筹标准

大病保险在开展过程中的难点之一就是各州（市）的基本医疗保险统筹标准参差不齐导致大病保险工作在实际中工作量较大、效率较低。大病保险是在基本保险基础上提供第二层级的医疗保障，在昆明试点时，昆明市将城乡居民基本医疗保险和新农合进行了市级统筹，即建立统一的收费标准和报销标准，这就为大病医保工作的顺利进行奠定了基础。但在曲靖市试点时未将其进行市级统筹，其统筹程度停留在县级层面，这就造成了不同县区进入大病保险的病患资料难以统一管理，在实际的工作开展中势必会造成时间成本和人力成本的增加，导致工作量大、工

作效率低。为了提高大病保险的工作效率和保障大病医保工作的顺利进行，应提升基本医保在各州（市）的统筹标准，解决当前基本医保统筹层次过低导致的"碎片化"问题。应以"昆明模式"为例，在未开展大病保险的州（市）先进行基本医保的统筹工作，在已经开展大病保险但未实现市级统筹的州（市），在不影响大病保险顺利进行的条件下应尽快推进基本医保统筹工作。

（三）建立统一信息平台

由于大病保险是基本医疗保险基础上的补充医疗，患者的医疗费用超过基本医疗的额度达到大病保险的报销标准之后方可进入大病保险范畴，保险公司进行费用审核时需要对病患的个人病历资料进行审核，其信息来源主要由医保中心进行提供，其本身并不具备独自获得资料的渠道，这就造成审核过程的"滞后性和延时性"。虽然当前对于违规医院采取一定的惩罚措施，但这种惩罚措施并不能避免公共资源的浪费。从当前昆明市大病保险信息平台不互通所产生的问题来看，建立互通、共享统一的信息平台符合大病保险未来发展要求。在建立过程中要考虑双方的共同利益，既要防范个人医保险信息外漏所产生的不正当收益，也要考虑到大病医保的工作效率，同时，统一的信息平台也可以改变当前大病保险"事后审核"的工作流程，使其变为更加科学的"事中审核"，有效减少公共医疗资源的浪费。

（四）完善多层保障体系

完善多层次保障体系是指为应对特大、重大疾病风险所产生的超高医疗费用，在当前社会基本医疗和大病补充医疗的基础上建立更高层次的医疗保险。完善多层次社会医疗保险保障体系，一方面，可以设立重大疾病医疗保险，以特大、重大疾病所产生的医疗费用额度为根据，划分特大、重大疾病标准，当前重大疾病保险的范围只存在于商业保险的经营范畴，随着我国医疗保障服务体系的完善，所属社会保险的重大疾病医疗保险势必会推出；另一方面，应与社会救助体系相结合，对因特大、重大疾病导致生活困难的家庭要给予及时的社会救助，充分发挥政府在社会保障体系中的职能，保障人民生活安全和社会稳定。

（五）明晰政企权责边界

从当前昆明大病保险的发展情况来看，其中比较突出的问题之一是关于政府和企业权责边界的划分"不明晰"。其表现在保险公司参与大病保险应行使"经营"还是"经办"职权，政府是"参与者"还是"委托人"的身份没有清晰界定。根据当年大病保险总赔付支出大于其所属的大病保险资金额度的情况，从坚持大病保险持续发展的原则出发，政府一方面应转变当前单单只是"委托人"的角色，要参与到大病保险的日常工作中，做好监督工作的同时更应确实履行其风险共担的职能；另一方面，政府作为大病保险开展工作的总负责人，要在医保中心、医院、保险企业等不同机制之间发挥协同指挥作用，及时了解实际情况和听取各方面意见，在维护人民群众利益的原则下尽可能地满足各方的需要。企业作为大病保险业务的主要管理者，一方面，要明确自身所肩负的社会责任，确实履行好自身职责；另一方面，对于大病保险由于"经办"和"经营"职权的不明晰产生的超赔损失应和政府商讨对策。对此，可以采取划分超赔损失率标准，通过以政府和企业在不同的赔付率之间划分所承担不同损失占比的形式建立风险共担机制。

（六）提升异地报销效率

当前云南省异地报销工作效率较低的主要原因在于省外就医的原始手工审查报销形式费时、费力，省内异地就医因大病保险未实现全面覆盖所导致的未覆盖区域病患费用无处报销和已覆盖区域不同州（市）医保中心系统不兼容所造成的信息不能及时传达和共享。对此，应采取

"先内后外"的战略，首先应着重解决省内异地就医工作效率较低的问题，一方面，要尽快推进省内大病保险覆盖工作，让云南省全民享受到高程度的医疗保障；另一方面，要早日建立统一的医保中心和企业之间的信息共享平台，尽快在全省推广并建立高级别统筹的基本医疗保险体系，借助不同州（市）的医保中心系统即可将病患的资料及时传达。对于省外异地就医报销手段落后的问题，在初期可以借助保险公司在全国强大的分支机构，可以将就医地的病患资料通过保险公司的网络平台传回省内，这将改变以往病患出院返回居住地进行报销的模式。大病保险未来势必会向省级、国家级更高统筹级别的趋势发展，这符合国家制定大病保险政策"保民、惠民、便民"的要求，高统筹级别的大病保险对于异地就医医疗费用报销的工作将起到极大的推动作用。

附录 2

中国人民财产保险股份有限公司
云南省分公司城乡居民大病保险调研报告

一、引言

2012 年 8 月，国家发展改革委等六部委发布《关于开展城乡居民大病保险工作的指导意见》（以下简称《指导意见》）；云南省人民政府根据本省情况于 2012 年印发《云南省城乡居民大病保险实施意见（试行)》，指导云南省城乡大病保险工作开展。通过对中国人民财产保险股份有限公司云南省分公司（以下简称人保财险云南省分公司）的调研可知，城乡居民大病保险在云南省总体上开展顺利，但各地州不平衡的情况比较突出，进度不一，碎片化初现端倪。一些地区、政府部门对推进大病保险，居民对参与大病保险仍有种种疑虑，加之现行医保制度存在的城乡分割、三保（城镇职工基本医保、城镇居民医保、新农合）分立等状况，有的地方在政策启动之初就出现与国家指导意见不一致的情况，项目各主体间缺乏协同联动。本报告将针对云南省大病保险开展中存在的问题进行分析说明并提出建议。

二、人保财险云南省分公司开办大病保险情况综述

人保财险云南省分公司于 2013 年起承办大病保险项目，截至 2014 年末，公司分别在昭通、文山、丽江独家承办新农合大病保险项目。在

昆明、曲靖共同承保了城乡居民大病保险项目，其中，昆明承保份额占比为26%，曲靖承保份额占比为27%。该公司为保障大病保险业务的稳定经营，从制度建设、人员配备、系统搭建、医疗风险管控等方面入手，强化对大病业务经营、服务的管理。

在制度建设方面，自2012年起，人保财险总公司从承保、理赔、财务、人力四方面相继出台13个有关大病保险的管理制度，为项目的承办与业务的开展提供制度保障。在人员配备方面，在省公司设立健康险管理中心，在中标的地市分公司设立社保业务部，并配备专项服务人员。同时，发挥人保机构网络与服务优势，组建大病保险服务辅助团队，保障项目落地服务工作有效开展。针对系统搭建，一方面采取合署办公的服务模式，细化服务流程，对定点医疗机构和异地就医不同情况的服务流程作出了区分；另一方面，为满足政府、监管部门对大病业务的要求，公司着力开发大病保险专项系统，并在文山、丽江实现了现场减免"一站式"服务。针对医疗风险管控，一方面严抓医疗巡查和审核，通过事前、事中、事后三步对参保人员发生的医疗费用进行管控；另一方面，公司与承保地区政府在签订的大病保险合同中列明建立风险调节机制。

三、大病保险开办过程中凸显的问题

（一）"碎片化"初现端倪

城乡居民大病保险提出伊始就曾有专家提出，医保制度城乡分割、三保分立等问题将影响到大病保险。对外经贸大学保险学院博士王琬指出："六部委下达的文件虽明确了各省从实际情况出发，但当前省与省之间、省内各地市之间在制度设计上都存在差别，城乡之间又存在二元失衡情况，制度'碎片化'导致社会公平性、城乡一致性难以体现，可能诱发新的社会问题，长期固化恐积重难返。"

云南省大病保险以县级统筹为主，各地的实施方案需要由县一级设计并组织实施,这不仅导致各地政策差异,而且运行成本升高。目前保险公司都实行垂直管理,内部要求统一,为了协调各地的政策、数据和工作规范,需要通过大量的工作,这必然增加成本。此外,统筹层次低使得管理主体增多,个性化服务需求增加,招投标的版本众多、质量不高、瑕疵不少,蕴含矛盾纠纷,而且招标时要求保险监管部门工作人员到现场,仅此一项,又会大大增加保监局的负担。从人保财险云南省分公司了解到,云南省部分地区新农合、城镇居民医保、城镇职工医保信息系统标准不一,信息资源难以联通。一些地方甚至对保险公司使用相关信息数据有抵触情绪,大大阻碍了信息的畅通性。此外,由于云南省各地州在城乡筹资能力、人口结构、保障范围理解等方面存在差异,导致大病保险"碎片化"初现端倪。

(二) 商业保险承办大病医疗保险方式存在诸多问题

首先,医患、保险公司存在互信问题。

一方面,《指导意见》明确指出开办大病医保采取"政府主导,专业运作",但商业保险是以盈利为目的的保险形式,保险公司的性质决定了它们不可能像政府一样无条件地开办大病医疗保险,它是在取得更大利润的前提下积极参加大病保险商业联保的。所以,人们在参与大病保险时不得不考虑在利益面前保险公司是否能一如既往地履行它们的义务。而且,多年来由于商业保险报销存在许多问题,人们大多对其持怀疑态度。所以,商业保险承办大病医疗保险的方式引来居民很多质疑。

另一方面,大病保险的投保人是社保基金管理部门,被保险人是城乡居民医疗保险的参保人,保险人是商业保险公司,保险合同的各方均没有对医疗机构的管理职能,对医疗过程中存在的道德风险缺乏管控能力。由于"大病"的判断标准不是病种而是医疗费用,什么是必要的治疗、什么是合理的医疗费用,在医生的掌握之中。目前国内医院"以药养医"的现象还普遍存在,医疗人员的收入与医疗费挂钩的体制使医疗机构几乎不能自发减少不合理用药，大病保险的高额保障又使医院无须面临患者支付能力不足的压力，"过度医疗"屡见不鲜，为大病保险的健康发展埋下了隐患。

其次，商业承办保本微利原则与现有风险调节机制存在矛盾。

《保险公司城乡居民大病保险业务管理暂行办法》第四十一条规定"保险公司经营大病保险应遵循收支平衡、保本微利原则"。实现保险公司的保本微利需要健全的风险调节机制降低其运营风险。从人保财险云南省分公司了解到，该公司与云南省各地方政府签订的大病合同中，均列明了建立动态的风险调节机制：在次年承保时，公司结合上一年度的经营情况以及医保政策的调整，可以对筹资水平、起付线、赔付比例、赔付范围提出调整和修改意见，经政府研究同意后次年调整，当年亏损由保险公司承担。对超额结余部分滚存到次年大病基金或抵扣次年保费。但对因政策性因素导致的当年亏损，缺乏相应政策补偿，该公司承办的大病项目属于单项风险调节机制。由上可知，云南省政府根据保险公司上一年度的赔付情况确定保险公司盈亏情况，从而进行政策调整，在执行过程中存在时间差、落地差问题。另外，现行单项风险调节机制导致项目结余反馈政府，亏损由保险公司自行承担。

《指导意见》为大病保险设立了风险共担机制，在这种机制下，如果盈利，保险公司可以留存部分利润，相当于以自身的服务从社保基金中获取了部分报酬；如果亏损，保险公司也要承担相应的损失，相当于社保基金获得保险公司资金的补充。从基金使用效率来看，该机制实际上鼓励政府部门设置保险公司亏损的承保条件。而由于保险公司缺乏精算数据，对政府主导的招标没有话语权，加之政府部门保险精算业务能力不足，各方博弈之下，大病保费与保险责任的矛盾已经非常突出，直接体现为保险公司经营亏损。

最后，合约短期性与业务延续性之间的矛盾。

大病保险作为一项公共政策，应该具有长期性。但是，目前关于大病保险经办的合约一般不超过 3 年，虽然有其合理性，但也带来一些弊端。如保险公司开办大病保险是需要有投入的，有的投入需要较长一个时期才能收回成本，而目前政策规定合同一签 3 年，3 年后可能不做了，这就将增加保险公司的成本，甚至可能造成损失。由于承办大病保险的需要，保险公司与政府部门之间实现系统对接，并建立经办服务人员队伍，目前人保财险在云南省共有 99 人专项服务于大病保险，除大病保险专业服务人员外，还组建了大病保险辅助服务团队，与专业服务人员共同承担大病保险的落地服务。如果下一轮转为其他保险公司承担大病保险经办，则将直接导致两个问题：一是政府部门关于这项工作原有的体系被迫调整，二是保险公司原有的人力、物力的投入也付诸东流。这既是影响保险公司承办大病保险积极性的重要因素之一，也是很多地方政府部门顾虑之所在。合作方频繁调整带来业务系统、管理模式等转换，必定会增加工作量和不确定性。

（三）大病保险项目各主体间缺乏协同联动

大病保险政策实施涉及诸多社会主体，其中政府部门就有多家，包括社会保险部门和医疗卫生及药品管理部门等。在进一步完善该项政策的同时，各主体之间的协同合作很重要。目前，大病保险项目各主体间缺乏协同联动具体表现在以下几个方面。

一是在信息共享机制方面。大病保险产生海量数据，而且涉及众多主体，包括政府部门、社会医疗保险经办机构、医疗服务机构、药品供应部门和保险公司。但是，由于部门之间信息系统各自独立，大病保险的信息难以有效沟通，特别是各部门之间数据共享以及保险公司与社会保险部门的有效对接存在困难，影响了大病保险服务的质量。信息系统对接不畅，数据不足不准，使得大病保险缺乏基础数据，难以发挥保险公司的专业优势。二是在医药保费协同机制方面，由于"以药养医"现象的普遍存在，从某种意义上说，医疗费用是个"无底洞"，保险公司现多处于监控盲区的被动局面，想方设法将大病医疗费用风险控制的关口前移，促使医疗机构加强管理、规范医疗行为成为保险公司当务之急。三是在制度整合与政策协调方面，人群分等、制度分设、待遇悬殊，基本医疗保险制度不仅公平性不足，而且制度成本高、运行效率低，已经直接影响大病保险政策实施。四是在医疗保险经营管理人才队伍建设方面，由于医保的复杂性，其在寻求损失分布、进行产品设计、销售、核保、理赔和后台支撑等需要有一批专业人士，但目前无论是社会保险部门，还是保险公司，熟悉医疗保险业务的专业人士和技术力量均亟待增加，如人保财险云南省分公司在意外监控保险部下设立了健康险管理中心，该中心目前工作人员只有5人，却负责全省大病保险的承保和理赔服务，5名员工中具有主治医师资格和医学专业背景的只有一名，专业人员数量明显不足。另外，保险公司历史数据积累不够，资源投入不足，也需进一步改善和加强。

四、保障大病保险项目顺利开展的对策建议

（一）提高统筹层次，防止"碎片化"

"碎片化"对城乡居民大病保险的发展产生诸多不良影响，对此必须采取有力的措施去解决。王琬指出："防止'碎片化'，解决大病患者'因病致贫、因病返贫'问题，建立城乡居民大病保障体系，不能仅仅依靠大病保险。从根本上讲，要将基本医疗保险、大病保险以及医疗救助制度三者相结合。"中国保监会人身保险监管部副主任袁序成进一步指出："针对统筹层次，需要逐步建立全国统一，至少省级统一的医疗健康保险政策体系，为实施异地就医、就诊、结算等措施'扫雷'。与此同时，强化医保基础工作，制定、强制推广使用全国统一的药品、医疗器械的通用名和商品名编码规则。税务部门简化流程，对大病保险业务直接免征营业税，减轻保险机构负担。"

云南省开展大病保险需要着力解决保险公司经营体制与基本医疗保险管理体制的匹配问题。鉴于众多问题源自统筹层次低，需要积极创造条件提高大病保险统筹层次。这需要与基本医疗保险制度提高统筹层次的工作联动。现阶段争取把统筹层次提高到地市一级比较现实。这里的关键是要明确县级政府与地市级政府的利益关系，落实它们之间的责任机制。建议地市级政府财政拿出一部分资金，以调动县级政府的积极性。开始时，可以考虑通过建立调剂金来实现地市级统筹，逐步过渡。

此外，《保险公司城乡居民大病保险业务管理暂行办法》（保监发〔2013〕19号，以下简称《暂行办法》）第六条规定，"同一保险集团公司在同一个大病保险统筹地区投标开展大病保险业务的子公司不超过一家。""保险集团公司应当整合资源，加强指导，统筹协调子公司做好大病保险业务。"这一条款否定了同一保险集团内部子公司共保同一地区大病保险的可能。考虑到同一保险集团内部信息流动性阻碍较小，更有利于实现政策统筹，降低运营成本，该条款能否进行修改同样值得深思。

（二）引入第三方审核系统，增强医患、保险公司间的互信

为增强医患、保险公司间的互信，在实现大病保险目录统筹、理赔条款明细化的基础上，可以考虑引入第三方审核系统对每一笔就医购药行为进行全面审查，通过有效和公平的监管，保障大病保险的有效运行。杭州大病保险运行模式在这一领域极具代表性，其成功经验值得云南省借鉴。

杭州大病保险运行模式如附图2-1所示。杭州市大病保险由社保部门管理的基本医疗保险管理服务中心（以下简称管理服务中心）经办。2008年杭州市开始实施职工医保、城乡居民医保、医疗救助制度合并管理的"大医保"模式，把医疗服务管理职能从人社部门、卫生部门和民政部门统一整合到管理服务中心，并由其统一管理和运作，实现参保人从门诊、住院、重大疾病医疗补助"通道式"的全过程保障。参保人持

"一卡通"只需支付个人自付部分费用，就可以在全市2 000多家定点医院和药店就医购药，其他医药费用由定点医药机构与管理服务中心结算。杭州模式的最大特点是管理服务中心引入了由中公网开发的医保基金审核系统。在签订严格的保密协议后，管理服务中心把参保信息以及参保人就医购药信息上传到审核系统，由第三方进行初审并制定初审意见书。定点医院和药店可以通过指定的网站下载第三方的初审意见书。如他们对初审意见书有异议，可以向管理服务中心提供相关材料并进行申诉。管理服务中心根据提供的材料进行复审，对解释合理、充分的内容予以接受，并把复审结果通知医院和药店。管理服务中心经确认并扣除确有问题的医疗费用后，支付符合规定的费用。杭州的大病保险由社保部门管理，其经营风险也由政府兜底。

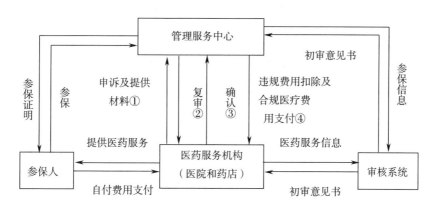

附图2-1　杭州大病保险运行模式

（三）预防为主，建立风险联动机制

在坚持云南省现有的总额预付制不变的基础上，探索完善现有多方合署办公机制。首先，政府方面，现在医药费用居高不下，应继续深化医疗体制改单，特别是医药管理体制，否则医药费用难以下降，而医药费用支出的下降是关系到大病风险化解的关键。其次，保险机构方面，应始终坚持"保本微利"的原则，联合医疗经办机构对定点医疗机构定期进行医院巡查和开展医疗行为监控工作。完善专家评估制度，建立驻院代表日常检查制度等。

此外，发达国家为鼓励商业保险公司参与社会医疗保险的实现，采用了税收减免的方式来提高商业保险公司参与社会医疗保险发展的积极性。而我国目前的税收优惠政策是相当笼统和不全面的，有很大的改善空间，可以从以下几方面入手：第一，降低商业保险公司的营业税税率，扩大税收优惠。降低商业保险公司的营业税税率，对大病保险保费收入减去已决赔款后作为营业税的应纳税额征税。对经办大病保险部分的收入应免征营业税。第二，对参加大病保险的企业投保人准予所得税的优惠。给予企业所得税上的减征优惠，这样的好处有，一方面，由于企业主动参与投保，保证了企业员工的利益，提高了他们的保障水平；另一方面，这为保险公司的业务拓展带来了便利。

（四）加强行业规范与约束，完善退出机制

针对大病保险合约短期性与业务延续性之间存在的矛盾，一方面，政府监管部门要健全招标机制，规范招标程序，依法进行招标，对保险公司的投标行为进行严格监管，严禁投标人不正当竞争，以维护市场健康；另一方面，政府需采取一些激励惩罚措施，对大病保险的市场准入和退出条件作出明确规定。尤其要着重探索建立市场化退出机制，使从事大病保险的人员和软硬件设施能够通过公平合理的方式从上一家保险公司转让给下一家保险公司。同时，对于经营大病保险优良、信誉高的保险公司也可探索长期合作机制，即不再采取招投标办法，虽然从承办主体竞争角度看有不公平之处，但从社会效益来看可能是有优势的。

（五）千方百计，敦促各部门协同推进

努力创造条件，建立大病保险信息共享机制，建立与医疗管理部门和定点医疗机构信息系统融合对接的医疗保险信息平台，鼓励保险公司

参与平台建设，提升信息服务的专业化水平，形成一个真正覆盖城乡居民的信息网络。现阶段，建议在招投标过程中，把信息资源共享与交换的具体细节列入合约内容。

设计有效的医保协同机制，开发政府相关部门、商业保险公司与定点医疗机构互通有无、信息透明、数据共享的信息平台，实时监管医疗服务水平和医疗费用，调动医疗卫生部门参与大病保险管理的积极性，从而形成社会保险机构、医药服务机构和保险公司之间的协同机制。

加强大病保险制度整合与政策协调。鉴于医保制度城乡分割、三保分立等问题对大病保险的影响，大病保险未来发展必须以基本医疗保险制度全社会统一为方向，加快制度整合的步伐，现阶段的重点是尽快实现城居保与新农合合并，交由一个部门管理。这不仅符合社会医疗保险体系建设的发展方向，而且有利于大病保险制度的推行。

加强承办机构服务能力，鉴于保险公司组建专业团队进行医疗鉴定、审核的成本过高以及承办大病保险合约短期性的客观现实，建议各地州（市）保险行业协会与卫生、医保等相关组织和部门，组成专项技术支持小组，联合当地权威专家，筛选发病率高、费用大的病种，制定部分大病病种的诊疗规范、临床滤镜和报销标准。对赔付率高、赔付金额大的疾病，如糖尿病、高血压等，开展慢性病管理服务。对一些疑难重病，如肾移植、癌症等，邀请权威医学专家制订规范的诊疗方案，实施案例管理。注重对大病赔付人员的重点回访，加强主动性健康指导和干预服务，防范不合理诊疗服务行为，降低疾病损失风险。

附录 3

中国人寿云南省分公司城乡 居民大病保险调研报告

一、引言

2012 年 8 月 24 日，国家六部委联合下发了《关于开展城乡居民大病保险工作的指导意见》（发改社会〔2012〕2605 号），文件中对城乡居民大病保险的基本原则、筹资机制、保障内容、承办方式等方面作了具体要求。云南省人民政府根据本省情况于 2012 年印发《云南省城乡居民大病保险实施意见（试行）》，指导云南省城乡大病保险工作开展。通过对中国人寿云南省分公司的调研可知，城乡居民大病保险在云南省总体上开展顺利，但各地州不平衡的情况比较突出，政府部门认识差异较大，有的地方在政策启动之初就出现与国家指导意见不一致的情况，项目各主体间缺乏协同联动，而且，近年来，医疗费用上涨、高额费用患者增加等因素带来了很大的经营压力，致使大病保险在推动上比较困难。本报告将针对云南省大病保险开展中存在的问题进行分析说明并提出建议。

二、中国人寿云南省分公司开展大病保险的基本情况

中国人寿云南省分公司自 2012 年起积极开展城乡居民大病保险工作，截至目前，共参与了 8 个州（市）的城乡居民大病保险招标项目，

中标曲靖项目、保山项目。为保障大病保险业务的稳定经营，该公司从人员配备、系统建设及上线、制度建设等方面着手，加强对大病业务经营、服务的管理。

在人员配备方面，该公司于 2013 年 4 月成立了省公司大病保险办公室，设主任、副主任各 1 人，大病保险业务管理岗 1 人，并要求各业务中标的州（市）公司成立健康保险部和服务中心。在系统建设方面，该公司总部开发了"城乡居民大病保险管理信息系统"，包括承保管理、增减人员管理、赔付管理、统计查询、系统管理等功能，并与基本医疗保险和医疗机构等信息系统对接，能实时或准实时地采集当地城镇居民参保人员或农村参合人员的就诊情况、诊疗明细、费用信息。在制度建设方面，自六部委文件下发以来，该公司已下发七个涵盖规范投标、大病产品、业务实务、财务实务四个方面的大病保险制度。此外，该公司还积极参与全省城乡居民大病保险的招标工作，严格执行保监会业务管理办法，规范投标行为。

就目前云南省分公司大病保险业务开展情况来看，2013 年中国人寿曲靖分公司以共保的方式参与了曲靖市城乡居民大病保险业务的承保，2015 年 4 月独家承办了新农合、城镇职工、城镇居民大病保险业务。

三、中国人寿承办大病保险业务的经验介绍

（一）辽宁省分公司承办情况介绍

1. 基本情况

从承办情况来看，辽宁全省共有 14 个省辖市、100 个县（市、区），总人口达 4 271 万人，农村居民有 1 915 万人。已承办了两年的农村居民大病业务，在 2013 年 1 月 30 日的项目竞标中辽宁分公司获得了独家承办权。

从经营情况来看，省对省协议约定缴费标准每人不低于 15 元，盈利

率控制在 5% 以内，成本率控制在 10% 以内，起付线 10 000 元，赔付比例为 50%，医疗费范围为合规医疗费，确定了盈亏平衡点为净赔付率为85%。各市协议筹资标准为 15~20 元，成本率为 3%~10%，盈利率为3%~5%。

截至目前，2013 年全省农村居民大病实现保费收入总计231 214 549.96元，累计 37 006 人次得到大病补偿累计 173 228 905.11元，平均赔付率为 74.92%。最终综合赔付率预计在 83% 左右。

2. 主要做法

(1) 落实大病理赔结算"一站式"服务，方便农民理赔，满足政府便民要求。一是在新农合定点医疗机构提供"一站式"即时结算服务；二是在农合办提供"一站式"理赔服务。

(2) 借助政府公共信息管理系统，完成保障"一站式"理赔服务的信息系统搭建。在即时结算新农合补偿的同时，结算大病理赔给付，再通过公司大病系统与新农合系统的对接或数据传输完成大病理赔在公司的核算。

(3) 简化理赔手续，入村宣导，上门服务，把政府的惠民政策实实在在落在农民头上。一方面通过媒体广告、驻村保险代理人多方通知农民，另一方面简化手续理赔，上门服务。由销售人员、收付费人员组成的上门送款小组，入村入户送赔款上门。

(4) 与新农合深度合作，强化医疗过程管理，加强大病保险的风险管控。一是与农合办合署办公，合署办公人员取得农合办的授权，参与农合办组织的在新农合联网定点医疗机构救治农民医疗过程的网上审核、入村调查、入院巡查。二是借助公司遍及全国的调查系统平台，对不在新农合联网管理范围、农合办鞭长莫及的异地就医实施医疗核查。

(5) 实行单独核算，防范经营风险。设立了专属资金账户，资金管理实行收支两条线，独立封闭运行；设立大病保险省、市两级成本管理中心。

（二）山东省分公司承办情况介绍

1. 基本情况

从基本情况来看，该公司共承办山东 8 个市的新农合大病保险业务，参保人口 3 287 万人。2013 年收取大病保险资金 4.93 亿元，共为 16.1 万名参保患者提供了 33.3 万次理赔服务，赔付金额 4.86 亿元。

截至 2013 年末，山东省分公司全面完成了与各统筹区域新农合系统的对接工作，在 348 家医疗机构实现了即时结报，其中县、市级以上医疗机构 207 家，符合大病保险治疗条件的乡镇级医疗机构 141 家。

在工作开展上，采取以下九项措施：（1）设立专业机构，配备工作人员；（2）加强培训指导，促进经验交流；（3）核定赔付目录，完善相关制度；（4）加强政府沟通，建立协调机制；（5）实施系统迁移，推进系统对接、实现即时结报；（6）努力做好大病保险非即时赔付工作；（7）配合政府做好宣传工作，充分利用有利契机，提升中国人寿社会形象；（8）发挥公司专业优势，积极为政府建言献策；（9）加强风险管控，坚持依法合规经营。

2. 经验介绍

（1）服务工作起步快：在自上而下的高度重视下，该公司大病保险管理服务工作高效推进，创造了山东省的多项第一，如山东省新农合大病保险补偿第一案，山东省县、区合署办公第一"牌"，山东省新农合大病保险即时结报第一案。

（2）即时结报占比较高、模式好、理算效率高：大病保险案件在即时结报窗口理算时间一般为 10 秒左右，同时实现了大病患者在医院窗口"一站式"办理新农合补偿和大病保险补偿。

（3）医疗风险管控成果显著：理赔保险案件调查力度、异地核查。

（4）主动追补服务效果好：宣传、下乡服务。

（5）政府放心，群众满意，公司形象提升：评估专家对大病患者进行了医院现场访谈和电话随机调查，受访群众对中国人寿的工作给予了高度评价，满意度100%，多家媒体对公司大病保险服务开展情况进行了专题报道。

（三）河南省分公司承办情况介绍

1. 基本情况

全省覆盖人口预计可达 7 000 万，保费规模近 10 亿元。其中，全省新农合大病保险一单中标 15 个地市和直管县，承保人数 4 800 多万人，是目前公司乃至行业承保人数最大单。

早在 2000 年末，河南洛阳就启动实施城镇职工基本医疗保险制度，是在基本医疗保障的基础上，对大病患者发生的高额医疗费用给予进一步保障的一项制度性安排。大病保险与基本医疗保险相得益彰，充分凸显城镇（职工）居民医疗保险制度的优越性，2007 年 9 月，洛阳作为全国首批 79 个城镇居民基本医疗保险试点城市之一，启动实施了城镇居民基本医疗保险制度，并同步建立了城镇居民大病保险制度。

通过具体的实践，提出大病保险的创新模式。至建立城镇职工（居民）大病保险制度以来，为了解决参保人员报销环节多、垫付资金数额大、报销医疗费用时间长等问题，洛阳采取了费用同步结算、委托经办、大病"二次报销"等做法，有效地解除了大病患者的后顾之忧。

2. 主要做法

（1）优化结算办法，实现大病保险与基本医保同步结算、即时报销：参保住院患者出院时只需支付个人应负担费用部分，其余应由基本医疗保险统筹基金和大病保险赔付的部分，分别由社会保险经办机构和商业保险公司通过计算机网络与定点医疗机构直接结算，解决了大病患者垫资的困扰，实现了基本医疗保险与大病保险在定点医疗机构的同步结算、即时报销。

（2）实行委托经办，提高工作效率：社保部门将初审业务统一委托中国人寿保险洛阳分公司经办，在政府体制以外搭建了为民服务综合平台，实现"一站式"服务，减少了患者看病就医报销环节，受到群众欢迎。同时，加强监管，确保委托经办质量。形成了居民医保结算医院审核直补、商业保险初审、社保部门复审、审计部门审计、政府年度考核、广大群众监督等监管措施，保证了委托经办工作的健康发展，确保了患者大病医保报销经办的质量。

（3）建立大病自付补助和"二次报销"制度。城镇居民按照原有的大病保险政策，当基本医疗保险报销比例为60%时，参保患者合规的住院医疗费用额度在20万元以上的部分，才能得到大病保险的报销，而这样的患者不多且报销费用很少。从2012年1月1日起，洛阳及时调整了城镇居民大病保险的有关政策，对城镇居民基本医疗保险报销后个人负担的合规费用在6 000元以上的部分给予"二次报销"，提高了大病保险报销额度。

（4）实行患者异地就医委托结算：洛阳市与商业保险公司联手，利用商业保险公司全国网络优势，先后在全国大部分城市实现了异地就医基本医保和大病保险费用报销的同步结算（当然，目前大病保险业务的异地核查、异地结算已经在全国可以联网，中国人寿已建立了全国服务网络），基本满足洛阳市参保人员异地就医需求。

（5）提高学生、儿童重大疾病保障水平，确保不因病返贫：从2012年1月1日起，洛阳市提高学生、儿童重大疾病保障水平，政策规定"18周岁（含18周岁）以下的参保城镇居民和各类在校学生患白血病或先天性心脏病的，住院时所发生的起付线以上进入统筹基金支付范围内的医疗费用，由城镇居民医保基金按90%的比例支付，个人负担10%"，真正起到了大病保险作用。

（6）积极探索建立单次住院的"二次报销"政策与年度累计住院的"再次报销"政策相结合，进一步提高对重特大疾病患者的医疗保障水平。"二次报销"政策是对全体大病患者的一种"普惠式"保障，那么对个人年度累计负担的医疗总费用的"再次报销",则体现了对重大、特大疾病患者的"照顾式"保障。

四、承办大病保险业务存在的问题和困难

(一)各地差异较大,导致系统对接滞后

系统对接比较滞后,有的地方社保系统基础普遍较差,且各地差异化较大,未与医疗机构系统对接;各地政府部门认识差异较大,部分社保机构存在不配合情况,导致系统对接工作滞后,公司系统无法正常运行。

(二)政策制度的不健全,加大了资金的管控难度

大病政策有待完善,从操作层面看,大病保险有的缺少具体结报范围和标准,缺乏对新特药、高值医用耗材的有效控制,与基本医保衔接不到位,包括目录不统一、网络不健全等;缺少对医疗机构合作、监控的措施,无法形成对医疗机构有效的监控、合作,存在过度医疗等不合理现象,导致大病保险资金管控难度加大。

(三)医疗费用支出增长过快,严重影响保险公司承办积极性

人口老龄化程度不断加深,医疗费用支出在城乡居民消费中所占比重就会不断提高,医疗费用水平也会快速上涨,这些因素将会给我国基本医疗保险基金带来巨大的压力,整个社会会承担越来越大的医疗服务风险。社保补充保险业务面临医疗费用上涨、高额费用患者增加等因素带来的经营压力,利润逐年摊薄,大病保险实施后对补充医疗保险需求空间也形成一定程度的挤压。商业保险公司毕竟是要追求利润的,如果经办大病保险长期处于收不抵支状态,这势必会严重影响其经办此业务的积极性,从而导致其难有持续跟进的动力,制度的可持续性也必然会

因此而失去保障。这种情况显然有悖于制度的设计初衷和人民群众的期盼。

（四）商业保险公司与政府职能部门之间存有疑虑

政府职能部门对保险公司承办大病保险尚存疑虑，制订的方案过于保守，操作过于简单化。一些加强监督、便民利民的措施诉求与公司管理制度相抵触。

（五）大病保险项目与"保本微利"的经营目标存在一定差距

相对于一般的商业医疗保险，大病保险费率厘定涉及较多的政策性要求。各地的大病保险要根据当地的经济水平、人口结构及医疗卫生状况进行确定，同时要兼顾当地基本医疗保险基金结余状况。保险公司要做到因地制宜地制定充分费率，同时要在合理控制保险公司利润率的基础上实现"保本微利"，这对保险公司来说无疑是一项挑战。

五、保障大病保险项目顺利开展的对策建议

（一）加强自身队伍建设

保险公司应该不断充实服务人员队伍，加强培训，提升专业能力。专业的服务离不开专业的人员，商业保险公司要充实健康保险服务队伍，重点扩充具有医学从业背景、健康保险服务工作背景的专业人员数量。持续开展医疗、理赔、信息技术等专业知识培训，宣导国家相关政策，不断提升专业化服务能力。

（二）深入推广系统应用

继续做好大病保险系统应用深入推广工作。先进的信息技术系统是提高服务时效、保证服务质量的关键，商业保险公司要不断推广城乡居

民大病保险系统，满足政策新变化、扩展系统新功能、提升即时结报率，有效地控制经营风险和不合理基金支出，把政府的医保惠民政策落到实处。

（三）完善风险管控体系

探索医疗保险风险管控的新举措。利用商业保险公司丰富的风险管控经验，开展对医疗保险各环节风险评估工作，建立独立完善的风险管控体系。根据大病保险的风险特点，保险公司应通过与政府医保部门建立联合办公平台，借助政府的力量，搭建"病前健康管理、病中诊疗监控、病后赔付核查"全流程的医疗风险管控体系。在做好传统的事后报销审核服务的基础上，将风险控制节点前移，通过加大对不合理医疗行为和不合理医疗费用的监控力度，保障参保群众得到合理治疗。同时，加强对参保群众的健康教育、监测、评估等服务，努力提高和改善参保群众的健康状况，进一步降低大病保险业务的经营风险，确保大病保险业务的持续稳定经营。

（四）加快实现系统对接

加强对外沟通协调，加快实现系统对接。积极向当地政府部门汇报公司大病保险及经办业务信息系统情况和对接的思路及步骤，加快与各地社保系统、定点医疗机构系统对接，确保实现"一站式"即时结报服务工作。

（五）完善运营模式

进一步完善运营模式，加强风险管控，提高大病保险的运行效率和服务水平，配合政府推动大病保险健康有序发展，实现参保群众、政府、商业保险机构、医疗服务机构的多方共赢，为国家多层次医疗保障体系建设作出积极贡献。

（六）充分发挥商业保险公司的优势

在健康保险业务领域，商业保险机构具有其他机构无法超越的专业技能：首先，保险公司已经具备专业化的人力、物力、财力，经过招投标产生的承办机构在保险筹资、保险精算、确定保障范围和水平、保险理赔等方面更富有经验，能极好地协助政府拟订科学合理的大病保障方案。其次，一直以来，健康保险管理的最大难点就是医疗服务风险监控，而保险公司具有一支具备保险和医学双重背景的高素质专业队伍，能够有效控制大病医疗费用，保险公司能够利用其专业知识准确核算大病医疗中的耗材、医疗器械费用，强化对定点医疗机构的监督管理。同时，由于市场竞争和盈利压力，为抑制过度医疗、防止虚假医疗，保险公司更愿意投入人力、物力监督医院行为。最后，利用大型保险公司遍布全国的分支机构，能提高大病保险的统筹层次。虽然目前没有全国统一的大病保险政策，但是各承办机构实行全国核算，将大病保险的地方统筹层次提高到了国家层面，增强了大病保险的风险控制能力。同时，商业保险机构的服务网点众多，在一定程度上能够为参保群体提供更方便、快捷的基本医疗保险服务，也有助于大病保险的异地结算，保证患病群众方便、及时地享受大病保险待遇。充分发挥商业保险机构的专业特点，加大对医疗机构和医疗费用的制约，与基本医疗联动进行事中、事后的医疗核查。

（七）提高统筹层次

在开展大病保险的过程中，各州（市）基本医疗保险统筹标准参差不齐已成为一大难点，导致大病保险在实际中工作量大、效率低。大病保险是在基本保险基础上提供第二层次的医疗保障，在昆明试点时，昆明市将城乡居民基本医疗保险和新农合进行了市级统筹，有统一的收费标准和报销标准，为大病医保工作的顺利进行奠定了基础，但在曲靖市试点时，仅将统筹程度停留在县级这一标准，这就造成了不同县区进入大病保险的病患资料难以统一管理，在实际的工作开展中增加了时间成本和人力成本，导致工作量大、工作效率低。为了提高大病保险的工作效率和保障大病医保工作的顺利进行，应当尽快提升基本医保在各州（市）的统筹标准，解决当前因基本医保统筹层次过低导致的"碎片化"问题。应以"昆明模式"为例，在未开展大病保险的州（市）先进行基本医保的统筹工作；在已经开展大病保险但未实现市级统筹的州（市），在不影响大病保险顺利进行的条件下尽快推进基本医保统筹工作。利用在全国范围内统筹核算的经营特点，间接提高大病保险的统筹层次，增强抗风险能力，提高服务水平，放大保障效应。

（八）加强与政府部门的合作

加快建立连接基本医疗保险和保险公司的大病保险管理信息平台，这有助于保险公司积累大病医疗费用数据，也有助于保险公司及时纠正信息偏差，加强对医疗费用开支的实时监控。同时，保险公司在与政府部门合作的过程中，逐步转变政府的想法，使其理解保险公司的经营规律，进而逐步放宽对合理费用的限制。

附录 4

大病保险会计与基本医疗基金会计比较研究

一、政策背景与研究目的

（一）政策背景

2012 年 8 月 24 日，发展改革委等五部委联合下发《关于开展城乡居民大病保险工作的指导意见》（发改社会〔2012〕2605 号），明确了大病保险的几个基本问题。一是资金来源。"从城镇居民医保基金、新农合基金中划出一定比例或额度作为大病保险资金。"二是大病保险的承办形式。商业保险机构"中标后以保险合同形式承办大病保险，承担经营风险，自负盈亏。"三是核心经营原则。"遵循收支平衡，保本微利，合理控制商业保险机构盈利率。"四是风险调节机制。"可以在合同中对超额结余及政策性亏损建立相应动态调整机制。"

2013 年 3 月 12 日，保监会下发《保险公司城乡居民大病保险业务管理暂行办法》（保监发〔2013〕19 号），明确了大病保险财务管理的几个基本问题。一是核心原则。单独核算和单独报告，封闭运行。二是账户设置。独立保费账户及独立赔款账户。三是费用核算。据实列支，合理分摊。四是会计报告。公开透明，接受政府部门监督。

（二）研究目的

大病保险是一项政保合作创新性重大民生工程，具有较强的政策性。

国家政策推动大病保险业务发展迅速，但相关会计处理方法却出现明显滞后，主要体现在：一是不同承保公司对同一会计事项处理方法有差异；二是承保公司会计处理方法得不到政府相关部门认可。

笔者认为主要原因：一是没有强有力的大病保险会计理论支撑。实践是理论的源泉，理论是实践的方向。在大病保险实施初期会计实践相对缺失的情况下，会计理论研究显得更为重要。但据笔者查阅相关文献资料了解，大病保险会计理论与实践方面研究在国内尚属空白。二是委托方与受托方的认识不同。作为委托方的政府相关部门认为大病保险资金是由基本医保基金划出，是基本医疗保险的延伸，应遵循基本医保基金会计处理原则核算。作为受托方的承保公司认为大病保险资金从基本医保基金划出后，其资金性质已经发生改变，并且承保公司"承担经营风险，自负盈亏"，应遵循商业保险会计的原则进行核算。

通过此课题，笔者尝试回答以下三个问题：什么是大病保险会计、大病保险会计与基本医疗基金会计有哪些主要差异、推动大病保险会计理论实践发展的几点思考。

二、大病保险会计的概念界定

（一）大病保险会计的基本特征

1. 大病保险会计属于保险会计范畴

（1）会计主体不同。大病保险会计的会计主体是承保商业保险公司，是法人及其分支机构，是一个实体，与保险会计的会计主体一致，而基本医疗基金作为社会保障会计的主体，是一笔拥有自身名称和目的的资产。

（2）主体职能不同。承保保险公司作为大病保险会计的会计主体同时也是记账主体，即由承保保险公司负责日常会计核算，并提供相应的专项会计报告。而基本医疗基金作为社会保障会计主体与记账主体（相应的基本医疗基金管理部门）相分离，会计主体不是其会计责任的承担者。

（3）政策依据不同。大病保险承办商业保险公司承担经营风险，自负盈亏，具有明显的企业会计核算特征，而基本医疗基金会计仅反映基金收支及结余情况，不存在经营风险。

2. 大病保险会计兼具基本医疗基金会计的特征

（1）会计目标有部分重合。大病保险会计从属于保险企业会计，《企业会计准则——基本准则》第四条明确：财务会计报告的目标是向财务会计报告使用者提供与企业财务状况、经营成果和现金流量等有关的会计信息，反映企业管理层受托责任履行情况，有助于财务会计报告使用者作出经济决策。财务会计报告使用者包括投资者、债权人、政府及其有关部门和社会公众等。我国企业会计目标是"决策有用"和"受托责任"的有机融合。而基本医疗基金会计目标则是受"受托责任"，即基本医疗基金所有人委托政府管理基本医疗基金的收支。由此可见两者的会计目标有部分重合。

（2）财务运行机制类似。《保险公司城乡居民大病保险业务管理暂行办法》（保监发〔2013〕19号）第三十三条明确指出"单独核算和报告大病保险业务，实现大病保险业务与其他保险业务彻底分开，封闭运行……"而基本医疗基金会计则是仅反映基本医疗基金在会计年度内的收入、支出和结余情况，同样是一个封闭独立的资金运作和会计核算系统。

（二）大病保险会计的概念界定

会计的一般性概念。会计是以货币为主要计量单位，以凭证为主要依据，借助于专门的技术方法，对一定单位的资金运动进行全面、综合、连续、系统的核算与监督，向有关方面提供会计信息、参与经营管理、旨在提高经济效益的一种经济管理活动。

保险会计的概念界定。保险会计是指将会计理论运用于保险公司的一门专业会计，它是以货币为主要计量单位，采用专门的方法，对保险公司经营过程及其结果进行反映和监督并向有关方面提供会计信息的一种管理活动。

社会保险基金会计的概念界定①。以社会保险基金为会计主体，以货币为计量单位，运用专门的方法对社会保险基金收入、支出、结余及资金运用等进行全面、系统、完整、连续地核算、反映、监督的一项专门会计。

大病保险会计的概念界定。综合以上大病保险会计的特点及相关概念的解释，笔者对大病保险会计作出以下界定：大病保险会计属于保险企业会计范畴，以货币为主要计量单位，运用专门的会计方法，对大病保险的经营过程及其结果进行全面、系统、完整、连续地独立核算、独立反映和监督，并向相关监管部门及有关方面提供大病保险会计信息的一种管理活动。

三、大病保险会计与基本医疗基金会计的比较分析

（一）会计确认、计量和报告的基础不同

1. 主要依据

《企业会计准则——基本准则》第九条规定：企业应当以权责发生制为基础进行会计确认、计量和报告。即大病保险会计核算应以权责发生制为基础。《社会保险基金会计制度》第四条规定：社会保险基金的会计核算采用收付实现制，会计记账采用借贷记账法。即基本医疗基金会计核算应以收付实现制为基础。

---

① 基本医疗基金会计是社会保险基金会计的分支，这里采用社会保险基金会计的概念。

2. 对大病保险的主要影响

（1）可能造成大病保险赔付现金流不足。大病保险保费收入按照权责发生制原则在保险合同正式生效时即按合同金额全额计入，不论实际收到与否。在实践中，政府一般采用分期拨付大病保险资金的方式。从利润表账面上反映还存在较大结余时，可能已经存在赔付现金流不足的情况。

（2）可能造成合同双方对结余金额确认的分歧。大病保险保单年度与会计年度不一致，根据权责发生制原则，需要对未来可能发生的赔付按照经验数据计提相应的准备金，而基本医疗基金会计根据收付实现制，实际的收支按照会计年度计算结余，实际保险期间与会计期间重合。核算基础不同从客观上造成双方核算结余金额的差异。

（二）会计要素有差异

会计要素是指会计对象是由哪些部分所构成的，按照交易或事项的经济特征所作的基本分类，也是指对会计对象按经济性质所作的基本分类，是会计核算和监督的具体对象和内容，是构成会计对象具体内容的主要因素，也是构成会计报表的基本要素。

1. 主要依据

大病保险会计按照《企业会计准则——基本准则》的要求，将会计要素界定为六个，即资产、负债、所有者权益、收入、费用和利润。

按照《社会保险基金会计制度》的要求，基本医疗基金会计要素因主体内容的不同而有所差异。一是社会统筹基本医疗基金会计的要求。社会统筹基本医疗基金来自用人单位的缴纳及政府的专项财政资金拨款，实行财政预算管理，属于政府会计体系。其会计主体是社会统筹基本医疗基金的征缴、发放的结余。社会基本医疗基金会计的构成要素有：收入、支出、基金（结余）、资产、负债。二是个人账户基金会计的要素。个人账户基金来源于劳动者的个人缴费，属于所有者的纵向积累。除基本医疗基金的征缴和发放外，还具有追求投资回报的经济趋向。个人账户基金会计的构成要素有：收入、支出、基金（结余）、资产、负债。

2. 对大病保险的主要影响

（1）费用与支出概念范围不同。大病保险会计费用要素概念主要包括赔款支出、专属和共同费用成本。基本医疗基金会计的支出要素概念范围主要为赔款支出及上下级之间的基金解付支出，不包括相关的经办费用。

（2）经办费用难以比较。大病保险会计要求对相关承办成本进行专项核算，包括人工工资及福利费、办公费、网络建设费等。基本医疗基金会计不对相关服务成本进行确认，相关承办费用在基金被委托单位的事业经费中核算，在基本医疗基金会计报表中得不到体现，无法就经办费用与大病保险会计进行比较。

（3）结余返还计算存在较大的随意性。保险企业利润要素为各种收入减去赔款及费用支出后的余额填列，结余返还按照合同利润的百分比计算。但由于政府相关部门对具体承办费用通常不予以认可，导致在利润确认上存在分歧，不得已采用固定的费用率进行初略计算，得出利润不科学，不同程度地存在侵蚀企业资金或基本医疗基金的现象。

（三）会计信息披露有差异

1. 会计信息披露载体不同。《企业会计准则——基本准则》第四十四条：财务会计报告是指企业对外提供的反映企业某一特定日期的财务状况和某一会计期间的经营成果、现金流量等会计信息的文件。财务会计报告包括会计报表及其附注和其他应当在财务会计报告中披露的相关信息和资料。会计报表至少应当包括资产负债表、利润表、现金流量表等报表。《社会保险基金会计制度》第八条：社会保险基金财务会计报告由会计报表、会计报表附注和财务情况说明书组成。基本医疗保险基金会计报表包括资产负债表和基本医疗保险基金收支表。

2. 会计信息披露的内容不同

（1）会计报表。根据《企业会计准则——财务报表列报》及《企业会计准则——现金流量表》的要求，大病保险会计报表按照会计要素大类全面、完整、真实反映大病保险经营活动产生的资产、负债及所有者权益、最终财务成果及现金流动。《社会保险基金会计制度》设计的会计报表主要侧重于反映基金的变动情况，对基金管理主体具体管理活动没有呈现。

（2）会计报表附注及财务情况说明书。《企业会计准则——财务报表列报》对保险公司报表附注做了详尽的阐述，为大病保险的会计信息披露提供了权威的指南。《社会保险基金会计制度》未对基本医疗基金会计报表附注及财务情况说明书应披露的内容予以规范，存在较大的随意性。

（3）会计信息使用者范围不同。《企业会计准则——基本准则》明确企业财务会计报告使用者包括投资者、债权人、政府及其有关部门和社会公众等。《社会保险基金会计制度》规定社会保险基金会计报表必须报送同级财政部门、主管部门和社会保险基金监督组织。大病保险会计信息使用人群大大超出基本医疗基金会计信息的使用者。

3. 对大病保险的主要影响

（1）会计信息编制成本高。按照独立核算、封闭运行的要求，承保企业需要对大病保险会计信息按照企业会计准则要求再单独编制全套会计披露信息，编制成本较高。

（2）会计信息转换成本高。大病保险资金的特殊性决定政府部门是其会计信息重要使用者。但政府使用者往往惯于用阅读基本医疗基金会计信息的方法来审视大病保险会计信息，这就需要承保企业用政府部门使用者看得懂的方法将大病保险会计信息进行加工和转换，由于两者的会计核算基础、方法等不同，转换成本较高。

四、对完善大病保险会计实践和研究的几点思考

(一) 强化理论研究

第一，强化对大病保险独立核算规则的研究。独立核算原则是大病保险会计的核心原则，但至今学术界和理论界对大病保险独立核算界定仍然不清楚，造成实践上的不统一。如独立核算是需要单独设置新账套还是在公司既有账套内设置专门成本中心按产品线进行核算？又如，在银行账户设置上是否需要设立大病保险独立费用账户，形成收入、赔款及费用账户的完全物理隔离？独立核算规则的制定，将奠定大病保险会计核算框架搭建的基础，对今后保险（准）公共产品的会计核算起到良好的示范作用。

第二，强化对大病保险会计信息披露的研究。大病保险的经营成果最终通过会计信息披露向相关使用者传递。由于大病保险的特殊性，使用主体呈现多元化的特征，满足不同大病保险会计信息使用主体的需求需要在会计信息披露上做更深入的研究。从现有实践来看，大病保险会计信息披露通常按照企业会计准则进行，且披露充分性不够。笔者认为，应强化对现有大病保险会计信息披露体系重新解构的研究，在保留现有信息披露内容及方式上，借鉴基本医疗基金会计信息披露体系，形成一套大病保险会计独有的信息披露体系。

(二) 丰富实践手段

第一，适当增加二级及三级会计科目设置。大病保险会计与基本医疗基金会计在很多方面存在较大差异。会计信息之间的转换需要较高的专业技术水平和成本。笔者认为，通过增加二级及三级会计科目在一定程度上可以减少会计信息转换成本。比如，2015 年跨年度赔付 2014 年保单年度项目，通过在第二年"赔款支出"科目下设置"2014 年保单年

度"二级科目便于归集 2014 年保单年度实际赔付金额。又如，2015 年返还 2014 年结余，通过在"利润分配"及"应付利润"科目下设置"返还 2014 年结余"二级科目能更清晰地反映企业利润的走向。

第二，注重大病保险现金流量表的编制和运用。由于大病保险会计独立核算的规则尚未建立，现阶段大病保险会计信息的披露方式往往只有险种利润表，在一定程度上掩盖了大病保险资金的实际流动情况。笔者认为，通过大病保险现金流量表的编制，可以较为完整地呈现大病保险资金的实际拨付、赔款及结余情况，能为大病保险利润表阅读起到很好的补充和辅助作用。

附录 5

国务院办公厅关于印发深化医药卫生体制改革 2014 年重点工作任务的通知

（国办发〔2014〕24 号）①

各省、自治区、直辖市人民政府，国务院有关部门：

《深化医药卫生体制改革 2014 年重点工作任务》已经国务院同意，现印发给你们，请结合实际，认真组织实施。

国务院办公厅

2014 年 5 月 13 日

深化医药卫生体制改革 2014 年重点工作任务

2014 年是贯彻落实党的十八届三中全会精神、全面深化改革的开局之年，也是深化医药卫生体制改革的关键之年。要按照今年《政府工作报告》的部署和保基本、强基层、建机制的要求，深入实施"十二五"期间深化医药卫生体制改革规划暨实施方案，坚持以群众反映突出的重大问题为导向，以公立医院改革为重点，深入推进医疗、医保、医药三医联动，巩固完善基本药物制度和基层医疗卫生机构运行新机制，统筹推进相关领域改革，用中国式办法破解医改这个世界性难题。

---

① 来源于互联网。

一、加快推动公立医院改革

重点解决公立医院规划布局不合理、公益性不强、管理制度不健全、就医秩序不规范以及综合改革不配套等问题。把县级公立医院综合改革作为公立医院改革的重中之重，系统评估试点经验，梳理总结试点模式并加以推广。启动实施第二批县级公立医院综合改革试点，新增县级公立医院改革试点县（市）700 个，使试点县（市）的数量覆盖 50% 以上的县（市），覆盖农村 5 亿人口。扩大城市公立医院综合改革试点，研究制订城市公立医院综合改革试点实施方案，2014 年每个省份都要有 1 个改革试点城市。重点任务是：

（一）推进公立医院规划布局调整。编制《全国卫生服务体系规划纲要（2015—2020 年)》，各地要按照国家卫生服务体系规划以及卫生资源配置标准，制订区域卫生规划与医疗机构设置规划，并向社会公布。将区域内各级各类医疗机构统一纳入规划，每千常住人口医疗卫生机构床位数达到 4 张的，原则上不再扩大公立医院规模。进一步明确公立医院保基本的职能，优化结构布局，严格控制公立医院床位规模和建设标准。（卫生计生委、发展改革委、财政部、中医药局负责。排在第一位的部门为牵头部门，分别负责为各部门分别牵头，下同）

（二）建立科学补偿机制。破除以药补医，公立医院取消药品加成减少的合理收入通过调整医疗技术服务价格和增加政府投入，以及医院加强成本控制管理、节约运行成本等多方共担，由各省（区、市）制订具体的补偿办法。落实政府对县级公立医院符合规划和卫生资源配置要求的投入政策。落实对中医医院的投入倾斜政策。充分发挥医疗保险补偿作用，医保基金通过购买服务对医院提供的基本医疗服务予以及时补偿。（卫生计生委、财政部、发展改革委、人力资源和社会保障部分别负责，中医药局参与）

（三）理顺医疗服务价格。按照"总量控制、结构调整、有升有降、逐步到位"的原则，综合考虑取消药品加成、医保支付能力、群众就医负担以及当地经济社会发展水平等因素，提高护理、手术、床位、诊疗和中医服务等项目价格，逐步理顺医疗服务比价关系，体现医务人员技术劳务价值。降低药品和高值医用耗材价格，降低大型医用设备检查、治疗价格，已贷款或集资购买的大型设备原则上由政府回购，回购有困难的限期降低价格。价格调整政策要与医保支付政策相衔接。公立医院综合改革试点地区要制订价格调整的具体方案，明确时间表并组织实施。（发展改革委、人力资源和社会保障部、卫生计生委、中医药局负责）

（四）建立适应医疗行业特点的人事薪酬制度。研究拟订适应医疗行业特点的公立医院人事薪酬制度政策，建立健全收入分配激励约束机制。严禁向医务人员下达创收指标，严禁将医务人员奖金、工资等收入与药品、医学检查等业务收入挂钩。（人力资源和社会保障部、财政部、卫生计生委负责）

（五）完善县级公立医院药品采购机制。县级公立医院使用的药品（不含中药饮片）要依托省级药品集中采购平台，以省（区、市）为单位，采取招采合一、量价挂钩等办法开展集中招标采购，同时允许地方根据实际进行不同形式的探索。进一步增强医疗机构在药品招标采购中的参与度。鼓励跨省联合招标采购，保证药品质量安全，切实降低药品价格，有条件的地区要建立与基层基本药物采购联动的机制。逐步规范集中采购药品的剂型、规格和包装。推进高值医用耗材公开透明、公平竞争网上阳光采购。药品和高值医用耗材采购数据实行部门和区域共享。（卫生计生委、中医药局负责）

（六）建立和完善现代医院管理制度。加快推进政府职能转变，推进管办分开，完善法人治理结构，落实公立医院法人主体地位。合理界定政府和公立医院在人事、资产、财务等方面的责权关系，建立决策、执行、监督相互分工、相互制衡的权力运行机制。完善公立医院院长选拔任用制度，明确院长的任职资格和条件，推进院长职业化、专业化，强化院长任期目标管理，建立问责机制。推动公立医院去行政化，逐步取消公立医院行政级别，到2014年底卫生计生行政部门负责人一律不得兼任公立医院领导职务。严格执行医院财务会计制度和内部控制制度。（卫生计生委、中央编办、人力资源和社会保障部、财政部、教育部、中医药局负责）

（七）健全分级诊疗体系。制订分级诊疗办法，综合运用医疗、医保、价格等手段引导患者在基层就医，推动形成基层首诊、分级诊疗、双向转诊的就医秩序。通过技术合作、人才流动、管理支持等多种方式推动建立基层医疗卫生机构、县级医院和城市大医院之间分工协作机制。各省（区、市）要按照分类指导、管理与技术并重的原则，统筹安排本省（区、市）内各项对口支援工作。国家选择部分城市开展基层首诊试点，鼓励有条件的地区开展试点工作。研究完善方便流动人口参保和就医的政策。（卫生计生委、人力资源和社会保障部、发展改革委、中医药局负责）

（八）完善中医药事业发展政策和机制。研究完善鼓励中医药服务提供和使用的政策，加强县中医院和县医院中医科基本条件和能力建设，积极引导医疗机构开展成本相对较低、疗效相对较好的中医药诊疗服务。继续实施基层中医药服务能力提升工程。研究制订中医药发展战略规划，提出加快中医药发展的政策措施。（中医药局、发展改革委、卫生计生委、财政部、人力资源和社会保障部负责）

二、积极推动社会办医

重点解决社会办医在准入、人才、土地、投融资、服务能力等方面政策落实不到位和支持不足的问题。优先支持社会资本举办非营利性医疗机构，努力形成以非营利性医疗机构为主体、营利性医疗机构为补充的社会办医体系。重点任务是：

（九）放宽准入条件。修订中外合资、合作医疗机构管理暂行办法，减少外资在合资合作医疗机构的持股比例限制。按照逐步放开、风险可控的原则，将香港、澳门和台湾地区服务提供者在内地设立独资医院的地域范围扩大到全国市（地）级以上城市，其他具备条件的境外资本可在中国（上海）自由贸易试验区等特定区域设立独资医疗机构，逐步扩大试点。清理社会资本举办医疗机构的相关行政审批事项，进行取消或合并，减少审批环节，公开审批程序和条件，提高审批效率。（卫生计生委、发展改革委、商务部、人力资源和社会保障部、中医药局负责）

（十）优化社会办医政策环境。各地要集中清理不合理规定，加快落实对非公立医疗机构和公立医疗机构在市场准入、社会保险定点、重点专科建设、职称评定、学术地位、等级评审、技术准入、科研立项等方面同等对待的政策。研究制订在人才流动、土地、投融资、财税、产业政策等方面进一步支持社会办医政策，并向社会资本举办非营利性医疗机构和投向医疗资源稀缺及满足多元需求服务领域倾斜，放宽对营利性医院的数量、规模、布局以及大型医用设备配置的限制。非公立医疗机构医疗服务价格实行市场调节。完善按照经营性质分类的监管和评价政策，逐步建立符合卫生行业和医务人员执业特点的管理制度。依法加强行业监管。（发展改革委、卫生计生委、财政部、人力资源和社会保障部、中医药局负责）

（十一）加快推进医师多点执业。出台推进医师多点执业的意见，进一步简化程序，推动医务人员保障社会化管理，消除阻碍医师有序流动的不合理规定，完善鼓励多点执业的政策措施。（卫生计生委、人力资源和社会保障部、发展改革委、中医药局负责）

（十二）推动社会办医联系点和公立医院改制试点工作。创新社会资本办医机制，支持社会办医国家联系点在人才流动、土地、规划和投资补助等政策方面大胆探索创新，率先形成多元办医格局。健全与社会办医国家联系点的沟通联系评价机制，及时总结推广有益经验。推进政府办医院改制试点和国有企业医院改制试点，着力在调整存量、体制机制创新方面取得突破。（发展改革委、卫生计生委分别负责，财政部、人力资源和社会保障部、国资委、中医药局参与）

三、扎实推进全民医保体系建设

重点解决筹资机制不健全、重特大疾病保障机制不完善、医疗服务监管尚需加强、支付方式改革有待深化等问题，进一步巩固完善全民医保体系。2014 年职工基本医疗保险、城镇居民基本医疗保险（以下简称城镇居民医保）和新型农村合作医疗（以下简称新农合）三项基本医保参保（合）率稳定在 95% 以上，城镇居民医保和新农合人均政府补助标准提高 40 元，达到 320 元；个人缴费同步新增 20 元。城镇居民医保和新农合政策范围内住院费用支付比例分别达到 70% 以上和 75% 左右，进一步缩小与实际住院费用支付比例之间的差距。适当提高城镇居民医保和新农合门诊统筹待遇水平。重点任务是：

（十三）推进城乡居民基本医保制度整合和完善筹资机制。指导地方进一步推进城乡居民基本医保制度整合，完善管理服务，确保保障水平不降低。完善政府、单位和个人合理分担的基本医保筹资机制，根据经济社会发展和城乡居民收入水平逐步提高筹资标准，强化个人缴费责任和意识。研究建立稳定可持续、动态调整的筹资机制，在逐步提高整体筹资标准的同时，按照积极稳妥、逐步到位的原则，逐步提高个人缴费占整体筹资的比重。（人力资源和社会保障部、卫生计生委分别负责）。

（十四）改革医保支付制度。总结地方开展医保支付制度改革的经验，完善医保付费总额控制，加快推进支付方式改革，建立健全医保对医疗服务行为的激励约束机制。重点配合试点县（市）和试点城市的公立医院改革完善支付制度改革。积极推动建立医保经办机构与医疗机构、药品供应商的谈判机制和购买服务的付费机制。（人力资源和社会保障部、卫生计生委分别负责）。

（十五）健全重特大疾病保障制度。在全国推行城乡居民大病保险，规范委托商业保险机构承办。完善城镇职工补充医保政策。做好儿童白血病等新农合重大疾病保障向大病保险过渡工作。加强城乡医疗救助、疾病应急救助，各省（区、市）、市（地）政府都要通过财政投入和社会各界捐助等多渠道建立疾病应急救助基金，制订具体的实施方案和操作细则。推动城乡医疗救助制度整合。加快推进重特大疾病医疗救助工作，进一步扩大试点范围。继续提高医疗救助水平，救助对象政策范围内住院自付医疗费用救助比例达到60%。全面推进医疗救助"一站式"即时结算服务，提升信息化管理水平。做好基本医保、城乡居民大病保险、疾病应急救助和医疗救助等制度间的衔接，发挥好各项制度的整体合力。（卫生计生委、人力资源和社会保障部、民政部分别负责，财政部、保监会、全国总工会参与）。

（十六）推进异地就医结算管理和服务。加快提高基本医保的统筹层次，提高统筹质量，鼓励实行省级统筹。在规范省级异地就医结算平台建设的基础上，启动国家级结算平台建设试点。以异地安置退休人员为重点，积极推进跨省（区、市）异地就医即时结算服务。各统筹地区医保经办机构也可以探索通过自主协商、委托商业保险经办等方式，解决跨省（区、市）异地就医结算问题。（人力资源和社会保障部、卫生计生委分别负责，保监会参与）

（十七）发展商业健康保险。研究制订鼓励健康保险发展的指导性文件，推进商业保险机构参与各类医保经办。加快发展医疗责任保险、医疗意外保险，积极开发儿童保险、长期护理保险以及与健康管理、养老等服务相关的商业健康保险产品。（保监会、人力资源和社会保障部、卫生计生委负责）

四、巩固完善基本药物制度和基层运行新机制

重点解决基层医改政策落实不平衡、部分药物配送不及时和短缺、服务能力不足等问题。全面抓好《国务院办公厅关于巩固完善基本药物制度和基层运行新机制的意见》（国办发〔2013〕14 号）的贯彻落实。继续支持村卫生室、乡镇卫生院、社区卫生服务机构建设，加快乡镇卫生院周转宿舍建设。继续为中西部地区招录 5000 名农村订单定向免费医学生。重点任务是：

（十八）巩固完善基本药物制度。全面实施国家基本药物目录（2012 年版），严格规范地方增补药品。政府办的基层医疗卫生机构全部配备使用基本药物，提高二、三级医院基本药物使用比例。完善政策措施，有序推进村卫生室和非政府办基层医疗卫生机构逐步实行基本药物制度。进一步稳固基本药物集中采购机制，把是否通过《药品生产质量管理规范（2010 年修订）》（GMP）认证作为质量评价的重要指标。加强基本药物配送和回款管理，严格落实市场清退制度，对配送不及时的企业加大处罚力度，保障基层用药需求。（卫生计生委、食品药品监管总局负责）

（十九）建立短缺药品供应保障机制。对临床必需但用量小、市场供应短缺的药物，通过招标采取定点生产等方式确保供应。完善短缺药品储备制度，重点做好传染病预防、治疗药品和急救药品类基本药物供应保障。（工业和信息化部、卫生计生委负责）

（二十）进一步改革人事分配制度。强化基层医疗卫生机构的法人主体地位，切实落实用人自主权。全面落实聘用制度和岗位管理制度，建立能上能下、能进能出的竞争性用人机制。在平稳实施绩效工资的基础上，适当提高奖励性绩效工资比例，合理拉开收入差距，调动医务人员积极性。完善基层医疗卫生机构绩效考核办法，依托信息化手段加强

量化考核和效果考核，鼓励引入第三方考核，考核结果与绩效工资总量、财政补助、医保支付等挂钩，体现多劳多得、优绩优酬。（人力资源和社会保障部、卫生计生委分别负责）

（二十一）稳定乡村医生队伍。原则上将40%左右的基本公共卫生服务任务交由村卫生室承担，考核合格后将相应的基本公共卫生服务经费拨付给村卫生室，不得挤占、截留和挪用。加快将符合条件的村卫生室纳入新农合定点，全面实施一般诊疗费政策。基层医疗卫生机构在同等条件下可优先聘用获得执业（助理）医师资格的乡村医生。研究制订提高偏远、艰苦以及少数民族等特殊地区执业乡村医生待遇的相关政策措施。落实乡村医生养老政策，采取多种方式，妥善解决好老年乡村医生的养老保障和生活困难问题，同步建立乡村医生退出机制。适时组织对乡村医生政策落实情况进行专项督察。充分发挥基层计生工作者在普及健康知识、提高公民健康素养中的积极作用。（卫生计生委、人力资源和社会保障部负责）

五、规范药品流通秩序

重点解决药品流通领域经营不规范、竞争失序、服务效率不高等问题。充分发挥市场机制的作用，建立药品流通新秩序。重点任务是：

（二十二）规范药品流通经营行为。针对药品购销领域中的突出问题，开展专项整治，严厉打击药品生产经营企业挂靠经营、租借证照、销售假劣药品、商业贿赂以及伪造、虚开发票等违法违规行为，严厉打击"医药代表"非法销售药品行为，有效遏制药品流通领域的腐败行为和不正之风。实施医药购销领域商业贿赂不良记录的规定。（食品药品监管总局、卫生计生委分别负责，工业和信息化部、商务部参与）

（二十三）提升药品流通服务水平和效率。加快清理和废止阻碍药品流通行业公平竞争的政策规定，构建全国统一市场。采取多种形式推进医药分开，鼓励零售药店发展和连锁经营，增强基层和边远地区的药品供应保障能力。（商务部、发展改革委、卫生计生委、人力资源和社会保障部、食品药品监管总局负责）

（二十四）改革完善药品价格形成机制。健全药品价格信息监测制度，推动建立药品零售价格、采购价格、医保支付标准信息共享机制，加强药品价格信息采集、分析和披露，引导形成药品合理价格。改进药品定价方法。完善进口药品、高值医用耗材的价格管理。（发展改革委、人力资源和社会保障部、卫生计生委负责）

六、统筹推进相关改革工作

针对部分公共卫生服务项目效率不高、信息化建设滞后、医疗卫生行业监管能力不强、考核评价机制不健全等问题，加大相关领域改革力度，着力增强改革的整体性、系统性和协同性，形成推进改革的合力。重点任务是：

（二十五）完善公共卫生服务均等化制度。继续实施国家基本公共卫生服务项目，人均基本公共卫生服务经费标准提高到35元，细化、优化服务项目和服务内容。健全专业公共卫生机构与基层医疗卫生机构间的分工协作机制，加强项目绩效考核和日常管理，规范资金管理和使用，注重服务效果。重点做好流动人口以及农村留守儿童和老人的基本公共卫生服务。优化整合妇幼保健和计划生育技术服务资源，推进国家免费孕前优生健康检查项目，进一步强化出生缺陷综合防治。落实国家重大公共卫生服务项目。进一步加强食品安全风险监测能力和重大疾病防治设施建设。适龄儿童国家免疫规划疫苗接种率保持在90%以上，高血压、糖尿病患者规范化管理人数分别达到8000万和2500万以上，严重精神障碍患者管理率达到65%以上。（卫生计生委、财政部、发展改革

委、中医药局负责）

（二十六）加强卫生信息化建设。推进医疗卫生信息技术标准化，推行使用居民电子健康档案和电子病历。充分利用现有资源，加强面向基层、偏远地区的远程医疗服务。制订推进远程医疗服务的政策措施。县级公立医院综合改革试点地区要加快推进信息化建设。50%的区域信息平台实现全员人口信息、电子健康档案和电子病历三大数据库资源整合，实现公共卫生、计划生育、医疗服务、医疗保障、药品管理、综合管理等信息资源互联互通。在 15 个省份、45 所大型医院开展示范，逐步建立居民健康医疗信息跨机构、跨区域共享机制。（卫生计生委、发展改革委、工业和信息化部、中医药局负责）

（二十七）建立适应行业特点的人才培养机制。推进住院医师规范化培训制度，加强全科医生培养。政府对按规划建设和设置的培训基地基础设施建设、设备购置、教学实践活动以及面向社会招收和单位委派的培训对象给予必要补助，中央财政通过专项转移支付予以适当支持。各地在医学人才培养中要充分发挥现有资源的作用。继续安排中西部地区乡镇卫生院在职执业医师参加全科医生转岗培训。继续推进全科医生执业方式和服务模式改革试点，启动试点监测评估。重点抓好第一批 1000 名全科医生特岗计划试点。研究实施县级公立医院专科特设岗位计划，引进急需高层次人才。深化医学教育改革，建立医学人才培养规模和结构与医药卫生事业发展需求有效衔接的调控机制。实施中医药传承与创新人才工程。（卫生计生委、人力资源和社会保障部、财政部、教育部、中医药局负责）

（二十八）加强医疗卫生全行业监管。所有医疗卫生机构均由所在地卫生计生行政部门实行统一准入、统一监管。优化监管机制、完善监管制度、创新监管手段，加强医疗卫生综合监督体系顶层设计，提高综合监督能力，加大监督执法力度。进一步整顿医疗秩序，打击非法行医。落实医疗卫生行风建设"九不准"，严格规范诊疗服务行为，纠正诊疗服务中的不正之风，严肃查处收受"红包"、回扣和过度医疗等行为。加快发展医疗纠纷人民调解等第三方调解机制，完善医疗纠纷处理和医疗风险分担机制，依法打击涉医违法犯罪行为，努力构建平等、健康、和谐的医患关系。发挥社会组织作用，建立信息公开、社会多方参与的监管制度，主动接受人民群众和社会各界监督。制订控制医疗费用不合理过快增长的指导性文件。（卫生计生委、发展改革委、工业和信息化部、财政部、人力资源和社会保障部、食品药品监管总局、中医药局、保监会负责）

（二十九）建立健全考核评估机制。开展"十二五"期间深化医药卫生体制改革规划暨实施方案中期评估和年度医改监测，抓好医改政策落实。制订县级公立医院综合改革效果评价指标体系，加强对试点地区的监测、评估和指导。研究制订医疗卫生机构绩效评价的指导性文件。（卫生计生委、人力资源和社会保障部、财政部、发展改革委、中医药局负责）

（三十）加强科技和产业支撑。开展主要重大慢病防治研究网络的试点示范工作。进一步加大医药产品研发的组织推进力度，重点做好基本药物品质提升和基本医疗器械产品国产化工作。加强医疗卫生科技创新成果在基层的集成应用和示范推广。支持开展医改战略性、方向性、支撑性重大政策研究。制订支持老年人、残疾人专用保健品等自主研发制造和国产化的政策措施，推动一批量大面广、临床价值高的生物技术药物与疫苗、医疗器械提高产业化水平，扩大市场运用。（科技部、发展改革委分别负责，工业和信息化部、卫生计生委、食品药品监管总局、中医药局参与）

（三十一）加强组织领导。国务院医改领导小组与省级医改领导小组、各成员单位要加强统筹协调，共同做好医改各项任务的组织实施工作。加强对医改中重点、难点问题的调查研究，完善政策措施，做好顶层设计。及时评估和总结推广各地好的做法和经验，对成熟的改革举措要总结提炼、适时制订相应的制度法规。加强医改宣传，做好舆情监测，引导群众合理预期，回应社会关切。各地各部门要继续支持军队卫生系统参与深化医改。（卫生计生委、中央宣传部、国研室、法制办、总后勤部卫生部等负责）

附录6

关于开展城乡居民大病保险工作的指导意见

(发改社会〔2012〕2605号　2012年8月24日)

各省、自治区、直辖市人民政府，新疆生产建设兵团：

根据《国务院关于印发"十二五"期间深化医药卫生体制改革规划暨实施方案的通知》(国发〔2012〕11号)，为进一步完善城乡居民医疗保障制度，健全多层次医疗保障体系，有效提高重特大疾病保障水平，经国务院同意，现就开展城乡居民大病保险工作提出以下指导意见：

一、充分认识开展城乡居民大病保险工作的必要性

近年来，随着全民医保体系的初步建立，人民群众看病就医有了基本保障，但由于我国的基本医疗保障制度，特别是城镇居民基本医疗保险(以下简称城镇居民医保)、新型农村合作医疗(以下简称新农合)的保障水平还比较低，人民群众对大病医疗费用负担重反映仍较强烈。

城乡居民大病保险，是在基本医疗保障的基础上，对大病患者发生的高额医疗费用给予进一步保障的一项制度性安排，可进一步放大保障效用，是基本医疗保障制度的拓展和延伸，是对基本医疗保障的有益补充。开展这项工作，是减轻人民群众大病医疗费用负担，解决因病致贫、因病返贫问题的迫切需要；是建立健全多层次医疗保障体系，推进全民医保制度建设的内在要求；是推动医保、医疗、医药互联互动，并促进政府主导与市场机制作用相结合，提高基本医疗保障水平和质量的有效

途径；是进一步体现互助共济，促进社会公平正义的重要举措。

二、开展城乡居民大病保险工作的基本原则

（一）坚持以人为本，统筹安排。把维护人民群众健康权益放在首位，切实解决人民群众因病致贫、因病返贫的突出问题。充分发挥基本医疗保险、大病保险与重特大疾病医疗救助等的协同互补作用，加强制度之间的衔接，形成合力。

（二）坚持政府主导，专业运作。政府负责基本政策制定、组织协调、筹资管理，并加强监管指导。利用商业保险机构的专业优势，支持商业保险机构承办大病保险，发挥市场机制作用，提高大病保险的运行效率、服务水平和质量。

（三）坚持责任共担，持续发展。大病保险保障水平要与经济社会发展、医疗消费水平及承受能力相适应。强化社会互助共济的意识和作用，形成政府、个人和保险机构共同分担大病风险的机制。强化当年收支平衡的原则，合理测算、稳妥起步，规范运作，保障资金安全，实现可持续发展。

（四）坚持因地制宜，机制创新。各省、区、市、新疆生产建设兵团在国家确定的原则下，结合当地实际，制订开展大病保险的具体方案。鼓励地方不断探索创新，完善大病保险承办准入、退出和监管制度，完善支付制度，引导合理诊疗，建立大病保险长期稳健运行的长效机制。

三、城乡居民大病保险的筹资机制

（一）筹资标准。各地结合当地经济社会发展水平、医疗保险筹资能力、患大病发生高额医疗费用的情况、基本医疗保险补偿水平，以及大病保险保障水平等因素，精细测算，科学合理确定大病保险的筹资

标准。

（二）资金来源。从城镇居民医保基金、新农合基金中划出一定比例或额度作为大病保险资金。城镇居民医保和新农合基金有结余的地区，利用结余筹集大病保险资金；结余不足或没有结余的地区，在城镇居民医保、新农合年度提高筹资时统筹解决资金来源，逐步完善城镇居民医保、新农合多渠道筹资机制。

（三）统筹层次和范围。开展大病保险可以市（地）级统筹，也可以探索全省（区、市）统一政策，统一组织实施，提高抗风险能力。有条件的地方可以探索建立覆盖职工、城镇居民、农村居民的统一的大病保险制度。

四、城乡居民大病保险的保障内容

（一）保障对象。大病保险保障对象为城镇居民医保、新农合的参保（合）人。

（二）保障范围。大病保险的保障范围要与城镇居民医保、新农合相衔接。城镇居民医保、新农合应按政策规定提供基本医疗保障。在此基础上，大病保险主要在参保（合）人患大病发生高额医疗费用的情况下，对城镇居民医保、新农合补偿后需个人负担的合规医疗费用给予保障。高额医疗费用，可以个人年度累计负担的合规医疗费用超过当地统计部门公布的上一年度城镇居民年人均可支配收入、农村居民年人均纯收入为判定标准，具体金额由地方政府确定。合规医疗费用，指实际发生的、合理的医疗费用（可规定不予支付的事项），具体由地方政府确定。各地也可以从个人负担较重的疾病病种起步开展大病保险。

（三）保障水平。以力争避免城乡居民发生家庭灾难性医疗支出为目标，合理确定大病保险补偿政策，实际支付比例不低于50%；按医疗费用高低分段制定支付比例，原则上医疗费用越高支付比例越高。随着筹资、管理和保障水平的不断提高，逐步提高大病报销比例，最大限度地减轻个人医疗费用负担。

做好基本医疗保险、大病保险与重特大疾病医疗救助的衔接，建立大病信息通报制度，及时掌握大病患者医保支付情况，强化政策联动，切实避免因病致贫、因病返贫问题。城乡医疗救助的定点医疗机构、用药和诊疗范围分别参照基本医疗保险、大病保险的有关政策规定执行。

五、城乡居民大病保险的承办方式

（一）采取向商业保险机构购买大病保险的方式。地方政府卫生、人力资源和社会保障、财政、发展改革部门制定大病保险的筹资、报销范围、最低补偿比例，以及就医、结算管理等基本政策要求，并通过政府招标选定承办大病保险的商业保险机构。招标主要包括具体补偿比例、盈亏率、配备的承办和管理力量等内容。符合基本准入条件的商业保险机构自愿参加投标，中标后以保险合同形式承办大病保险，承担经营风险，自负盈亏。商业保险机构承办大病保险的保费收入，按现行规定免征营业税。已开展城乡居民大病保障、补充保险等的地区，要逐步完善机制，做好衔接。

（二）规范大病保险招标投标与合同管理。各地要坚持公开、公平、公正和诚实信用的原则，建立健全招标机制，规范招标程序。商业保险机构要依法投标。招标人应与中标商业保险机构签署保险合同，明确双方的责任、权利和义务，合作期限原则不低于 3 年。要遵循收支平衡、保本微利的原则，合理控制商业保险机构盈利率，建立起以保障水平和参保（合）人满意度为核心的考核办法。为有利于大病保险长期稳定运行，切实保障参保（合）人实际受益水平，可以在合同中对超额结余及政策性亏损建立相应动态调整机制。各地要不断完善合同内容，探索制定全省（区、市）统一的合同范本。因违反合同约定，或发生其他严重损害参保（合）人权益的情况，合同双方可以提前终止或解除合作，并依法追究责任。

（三）严格商业保险机构基本准入条件。承办大病保险的商业保险机构必须具备以下基本条件：符合保监会规定的经营健康保险的必备条件；在中国境内经营健康保险专项业务 5 年以上，具有良好市场信誉；具备完善的服务网络和较强的医疗保险专业能力；配备医学等专业背景的专职工作人员；商业保险机构总部同意分支机构参与当地大病保险业务，并提供业务、财务、信息技术等支持；能够实现大病保险业务单独核算。

（四）不断提升大病保险管理服务的能力和水平。规范资金管理，商业保险机构承办大病保险获得的保费实行单独核算，确保资金安全，保证偿付能力。加强与城镇居民医保、新农合经办服务的衔接，提供"一站式"即时结算服务，确保群众方便、及时享受大病保险待遇。经城镇居民医保、新农合经办机构授权，可依托城镇居民医保、新农合信息系统，进行必要的信息交换和数据共享，以完善服务流程，简化报销手续。发挥商业保险机构全国网络等优势，为参保（合）人提供异地结算等服务。与基本医疗保险协同推进支付方式改革，按照诊疗规范和临床路径，规范医疗行为，控制医疗费用。

商业保险机构要切实加强管理，控制风险，降低管理成本、提升服务效率，加快结算速度，依规及时、合理向医疗机构支付医疗费用。鼓励商业保险机构在承办好大病保险业务的基础上，提供多样化的健康保险产品。

六、切实加强监管

（一）加强对商业保险机构承办大病保险的监管。各相关部门要各负其责，配合协同，切实保障参保（合）人权益。卫生、人力资源和社会保障部门作为新农合、城镇居民医保主管部门和招标人，通过日常抽查、建立投诉受理渠道等多种方式进行监督检查，督促商业保险机构按合同要求提高服务质量和水平，维护参保（合）人信息安全，防止信息外泄和滥用，对违法违约行为及时处理。保险业监管部门做好从业资格审查、服务质量与日常业务监管，加强偿付能力和市场行为监管，对商业保险机构的违规行为和不正当竞争行为加大查处力度。财政部门对利用基本医保基金向商业保险机构购买大病保险明确相应的财务列支和会计核算办法，加强基金管理。审计部门按规定进行严格审计。

（二）强化对医疗机构和医疗费用的管控。各相关部门和机构要通过多种方式加强监督管理，防控不合理医疗行为和费用，保障医疗服务质量。卫生部门要加强对医疗机构、医疗服务行为和质量的监管。商业保险机构要充分发挥医疗保险机制的作用，与卫生、人力资源和社会保障部门密切配合，加强对相关医疗服务和医疗费用的监控。

（三）建立信息公开、社会多方参与的监管制度。将与商业保险机构签订协议的情况，以及筹资标准、待遇水平、支付流程、结算效率和大病保险年度收支情况等向社会公开，接受社会监督。

七、工作要求

（一）加强领导，认真组织实施。各地要充分认识开展大病保险的重要性，精心谋划，周密部署，先行试点，逐步推开。已开展大病保险试点的省份要及时总结经验，逐步扩大实施范围。尚未开展试点的省份可以选择几个市（地）试点或全省进行试点。各地要在实践中不断完善政策。各省（区、市）医改领导小组要将本省份制订的实施方案报国务院医改领导小组办公室、卫生部、财政部、人力资源和社会保障部、保监会备案。

（二）稳妥推进，注意趋利避害。各地要充分考虑大病保险保障的稳定性和可持续性，循序推进，重点探索大病保险的保障范围、保障程度、资金管理、招标机制、运行规范等。注意总结经验，及时研究解决发现的问题，加强评估，每年对大病保险工作进展和运行情况进行总结。各省（区、市）医改领导小组要将年度报告报送国务院医改领导小组办公室、卫生部、财政部、人力资源和社会保障部、保监会、民政部。

（三）统筹协调，加强部门协作。开展大病保险涉及多个部门、多项制度衔接，各地要在医改领导小组的领导下，建立由发展改革（医改领导小组办公室）、卫生、人力资源和社会保障、财政、保监、民政等部门组成的大病保险工作协调推进机制。中央有关部门加强对城乡居民大病保险工作的指导协调。卫生、人力资源和社会保障、财政、保监等部门要按职责分工抓好落实，细化配套措施，并加强沟通协作，形成合力。各地医改领导小组办公室要发挥统筹协调和服务作用，并做好跟踪分析、监测评价等工作。

（四）注重宣传，做好舆论引导。要加强对大病保险政策的宣传和解读，密切跟踪分析舆情，增强全社会的保险责任意识，使这项政策深入人心，得到广大群众和社会各界的理解和支持，为大病保险实施营造良好的社会环境。

国家发展改革委

卫生部

财政部

人力资源和社会保障部

民政部

保监会

2012 年 8 月 24 日

附录7

云南省人民政府办公厅关于转发省发展改革委等部门云南省城乡居民大病保险实施意见（试行）的通知

（云政办发〔2012〕237号　2012年12月31日）

各州、市人民政府，省直各委、办、厅、局：

省发展改革委、卫生厅、财政厅、人力资源和社会保障厅、民政厅和云南保监局《云南省城乡居民大病保险实施意见（试行）》已经省人民政府同意，现转发给你们，请认真贯彻执行。

云南省人民政府办公厅

2012年12月31日

云南省城乡居民大病保险实施意见（试行）

为进一步巩固和完善城乡居民医疗保障制度，健全保障体系，有效提高重大疾病保障水平，按照国务院关于"十二五"期间深化医药卫生体制改革的总体要求和国家发展改革委、卫生部、财政部、人力资源和社会保障部、民政部、保监会《关于开展城乡居民大病保险工作的指导意见》（发改社会〔2012〕2605号）精神，结合云南省实际，提出以下实施意见：

一、指导思想和基本原则

（一）指导思想。以邓小平理论、"三个代表"重要思想、科学发展观为指导，深入贯彻落实党的十八大精神，维护和保障人民群众的根本利益，立足云南实际，因地制宜，加快推进全民医疗保障制度建设，充分发挥医疗保障制度互助共济作用，推动医保、医疗、医药互联互动，改革创新医疗保障的管理和服务方式，促进政府主导与市场机制相结合，建立健全多层次医疗保障体系，逐步提高大病保障水平，切实减轻人民群众大病医疗费用负担，有效解决因病致贫、因病返贫问题，推动医疗保障制度健康持续发展。

（二）基本原则。

——以人为本，统筹安排。把维护人民群众健康权益放在首位，切实解决人民群众因病致贫、因病返贫的突出问题；充分发挥基本医疗保险、大病保险与重特大疾病医疗救助的协同互补作用，加强制度之间的衔接，形成合力，提高保障水平。

——机制创新，先行试点。突出筹资机制、保障内容、承办方式、监管机制等重点，结合实际，因地制宜，积极开展试点工作，不断探索创新，总结经验，建立长效运行机制，逐步推进全省城乡居民大病保险制度的实施。

——政府主导、专业运作。政府负责制定基本政策、组织协调、资金筹集，监督管理；利用商业保险机构的专业优势，充分发挥市场机制作用，提高大病保险的运行效率和服务水平。

——风险共担，持续发展。牢牢把握大病保险的公共产品性质，强化社会互助共济的意识和作用，形成政府、个人和保险机构共同分担大病风险的机制；坚持当年收支平衡，科学合理地进行精细化测算和分析研究，稳妥起步，规范运作，保障资金安全，提高资金使用效益，促进城乡居民大病保险工作健康持续发展。

——统筹城乡，统一政策。探索建立城乡居民大病保险的统一制定，体现社会公平，最大限度地发挥保险的大数法则，降低风险，使全体城乡居民平等享有大病保障；通过统筹城乡居民大病保险，促进城乡医疗保障资源整合，提高经办管理服务效率。

——强化监管，提升服务。加强对商业保险机构和医疗机构的监督管理，不断完善大病保险承办准入、退出和监管制度，引导商业保险机构不断提高服务能力，提高服务质量和效率；完善医保支付制度，控制医药费用的不合理上涨，规范诊疗行为，保障城乡居民大病保险工作顺畅运转。

二、主要政策要求

（一）确定统筹层次和实施范围。各州、市要按照国家关于开展城乡居民大病保险工作的总体要求，结合本地实际，积极进行探索，在省直有关部门指导下，抓紧研究制订工作方案，加快推进大病保险工作，切实解决好因病致贫、因病返贫问题。2013 年，选择昆明市、曲靖市先行开展州、市级城乡统筹的大病保险试点工作（以下简称试点市），统一政策、统一资金使用、统一经办管理。其他要开展城乡统筹大病保险试点工作的州、市，要认真总结借鉴试点市经验，探索建立覆盖城镇居民、农村居民，统一的大病保险制度，统一政策，统一组织实施，提高抗风险能力。州、市城乡统筹运行正常后，积极探索省级统筹。

（二）明确保障对象和保障范围。城乡居民大病保险的保障对象为参加城镇居民基本医疗保险（以下简称城镇居民医保）和新型农村合作医疗（以下简称新农合）的全体人员。城乡居民大病保险要与城镇居民医保、新农合相衔接，在基本医疗保障基础上，在参保（合）人员患大病发生高额医疗费用的情况下，对城镇居民医保、新农合补偿后需个人负担的合规医疗费用给予延伸保障。合规医疗费用，指实际发生的、合理的医疗费用，具体由各州、市按照国家和云南省有关政策法规和行业标准确定。各州、市也可以根据当地实际情况，从个人负担较重的疾病病种起步开展大病保险。

（三）落实保障资金。根据社会经济发展水平，结合城镇居民和农村居民基本医疗保险的筹资能力、保障水平及大病医疗费用等实际情况并考虑统筹城乡发展的趋势，精细测算，科学合理确定大病保险的筹资标准，原则上城乡居民大病保险筹资标准按照每人每年25元左右进行筹集。城乡居民大病保险资金分别从城镇居民医保基金、新农合基金中全额划出，以州、市参加基本医疗保险的总人数计算，统一向商业保险机构购买大病保险。城镇居民医保和新农合基金有结余的地区，优先考虑利用结余基金筹集大病保险资金；结余不足或没有结余的地区，在城镇居民医保、新农合年度提高筹资时统筹解决资金来源，逐步完善城镇居民医保、新农合多渠道筹资机制。城乡居民大病保险资金按照统筹层次和范围，在财政、卫生、人力资源和社会保障部门共同认定的国有或国有控股商业银行设立大病保险资金专户。同时，承办城乡居民大病保险的商业保险机构应根据国家要求严格实行"收支两条线"管理，分账核算，专款专用，不得挤占和调剂。

（四）提高保障水平。城乡居民大病保险的保障水平，根据城镇居民基本医保和新农合的保障水平及城乡居民收入等实际情况合理确定。

1. 城乡居民大病保险起付线。以个人年度累计负担的合规医疗费用超过当地统计部门公布的上一年度城镇居民年人均可支配收入、农村居民年人均纯收入为参照，结合当地实际情况确定，原则上应统一政策标准。2013年起付线原则上不高于1万元，具体由各州、市确定。

2. 城乡居民大病保险报销比例。按年度个人自付部分累计超过起付线以上的合规医疗费用进入大病报销。各统筹地依据本地历年分段统计的大病发生率、分段产生的医疗费用和疾病谱变化情况，充分考虑大病保险资金运行风险等因素，科学合理地确定若干报销档次，实际支付比例不低于50%，原则上医疗费用越高报销比例越高。随着筹资、管理和保障水平的不断提高，逐步提高大病报销比例，最大限度地减轻个人医疗费用负担。城乡居民大病保险原则上不设封顶线。

（五）强化制度衔接。做好城镇居民基本医保、新农合、大病保险与重特大疾病医疗救助的衔接，及时掌握大病患者医保支付情况，建立医保经办机构、商业保险机构、民政部门的信息通报共享机制，强化政策联动，切实避免因病致贫、因病返贫问题。对救助范围内的重特大疾病患者，在城镇居民医保和新农合定点医疗机构诊治发生的医疗费用，经基本医疗保险和城乡居民大病保险报销以后，剩余的医疗费用纳入城乡医疗救助体系，按照有关规定进行救助。城乡医疗救助的定点医疗机构、用药和诊疗范围分别参照基本医疗保险、大病保险的有关政策规定执行。

（六）购买大病保险服务

1. 公开招标采购。各级卫生、人力资源和社会保障、财政、发展改革部门要制定大病保险的筹资、报销范围、最低补偿比例，以及就医、结算管理等基本政策要求，按照"公开、公平、公正"，"收支平衡、保本微利"的原则和规范的招标程序，按照政府采购的有关规定，委托具有财政部门认定的政府采购代理资格以及保险监管部门颁发的保险经济业务许可（双资质）的中介机构代理，公开招标选择符合要求的商业保险机构承办大病保险工作，招标结果向社会公开。招标主要包括具体补偿比例、盈亏率、配备的承办和管理力量等内容。原则上1个州、市由1个商业保险机构经办城乡居民大病保险工作、中标后的商业保险机构负责承办居民大病保险，实行单独核算，承担经营风险，自负盈亏，微利经营。云南保监局加强对商业保险机构从业资格的审查并指导各地做好有关工作。商业保险机构承办大病保险的保费收入，按照现行规定免征营业税。

2. 规范合同管理。试点市与具体经办大病保险工作的商业保险机构签订保险合同，明确双方的责任、权利和义务，合同期限原则不少于3年。要明确规定双方信息使用、数据共享、数据交换的范围、内容和程序，严格大病保险信息使用的安全和个人信息的保密责任，不得将个人信息用于保险以外的其他用途或向第三方交换。合同要对承办方配备工作人员的数量、专业团队、工作职责、服务质量等内容进行明确约定。商业保险机构要建立健全内控制度，加强参保（合）人员医药费用审核，因商业保险机构违规操作、审核不严造成大病保险资金损失的，商业保险机构要承担相应的经济责任。合同要对大病保险结余资金使用和政策性亏损补偿提出具体管理办法，建立动态调整机制，保证城乡居民大病保险工作稳定健康持续发展。

3. 建立准入和退出机制

（1）严格准入条件。承办大病保险的商业保险机构必须同时具备以下基本条件：符合保监会规定的经营健康保险的必备条件；政府部门和商业保险机构均有合作意愿；在国内经营健康保险专项业务5年以上，具有良好市场信誉的保险机构；商业保险机构具备完善的服务网络和较强医疗保险专业能力，应当在统筹地设有分支机构或在当地已开展基本医疗大病保险业务，并在省级和州、市级主要定点医疗机构设立即时结报点；配备有医学等专业背景的专管员队伍，具有相应的管理服务经营和能力；商业保险机构总部同意分支机构参与当地大病保险业务，并提供业务、财务、信息技术等支持；能够实现大病保险业务单独核算。

（2）建立退出机制。为保证大病保险承办商业保险机构的稳健、规范经营，避免恶性竞争，卫生、人力资源和社会保障、保监部门要研究制定有关配套政策措施，加强对商业保险机构经营管理、服务情况的监管和考核；对违反合同约定，发生损害参保人权益，考核不合格的商业保险机构，可以单方面提前终止或解除合作，清算资金，取消其承办城乡居民大病保险资格，并依法追究责任。

4. 提升服务能力和水平。商业保险机构要加强与城乡居民基本医疗保障经办服务的衔接，提供"一站式"即时结算服务，确保群众方便、及时享受大病保险待遇；要尽快完成城乡居民大病保险结算系统建设，经城乡居民基本医疗保障经办机构授权，依托城乡居民基本医疗保障信息系统，进行必要的信息交换和数据共享，完善服务流程，简化报销手续。发挥商业保险机构全国网络等优势，为参保（合）人员提供异地结算等服务。与基本医疗保险协调推进支付方式改革，按照诊疗规范和临床路径，规范医疗行为，控制医疗费用。要通过"联合办公"等有效形式，切实加强管理，控制风险，降低管理成本、提升服务效率，加快结算速度，依规及时、合理向医疗机构支付医疗费用。支持商业保险经办机构在承办好大病保险业务的基础上，提供多样化的健康保险产品服务。

三、加强监督管理

（一）加强对商业保险机构的监督管理。有关部门要按照职能分工，完善制度措施，密切协调配合，加强对商业保险机构承办城乡居民大病保险工作的全过程监督管理，切实保障参保（合）人权益。卫生、人力资源和社会保障部门要加强对商业保险机构服务行为和赔付工作的监管，通过日常抽查、年度监督检查和建立投诉受理渠道等多种方式进行监督检查、严格考核商业保险机构赔付率和赔付时效，及时监测分析工作进展情况和效果，督促商业保险机构按照合同要求履约，提高服务质量和水平。保监部门要认真履行对商业保险机构从业资格的审查和服务质量、日常业务工作的监督管理职责，加强偿付能力和市场行为的监管，对违规行为和不正当竞争行为加大查处力度。财政部门要明确向商业保险机构购买大病医疗保险的财务列支和会计核算办法，加强资金管理，确保资金安全运行。审计部门按照规定对商业保险机构承办的大病保险费收支使用情况实施专项审计或授权委托审计，及时将审计结果向社会公布。

监察部门要加强对有关职能部门履行职责情况的监督检查，严肃查处城乡居民大病保险工作的违纪行为，为促进城乡居民大病保险工作顺利实施提供强有力的纪律保障。

（二）强化对医疗机构和医疗费用的管控。有关部门和机构要通过多种方式加强监督管理，建立城乡居民大病保险控费机制，研究制定鼓励商业保险机构和定点医疗机构主动控费的奖励性政策措施，充分调动商业保险机构和定点医疗机构控制医疗费用积极性，既要保障参保人员的权益，又要防控不合理医疗行为和费用，保障医疗服务质量。卫生部门要结合公立医疗机构改革，加强对医疗机构、医疗服务行为和质量的监管。商业保险机构要充分发挥医疗保险机制的作用，与卫生、人力资源和社会保障部门密切配合，加强对有关医疗服务和医疗费用的监控。

（三）建立信息公开和社会多方参与监管制度。试点市要将与商业保险机构签订的合同协议情况，以及当年城乡居民大病保险的筹资标准、待遇水平、支付流程、结算报销办法和大病保险费的年度收支情况等向社会公开，接受社会监督。

四、工作要求

（一）加强领导，认真组织实施。城乡居民大病保险是关系人民群众切身利益的重大政策措施，有关部门要在认真总结云南省城乡居民大病医疗保险经验的基础上，不断完善政策，精心谋划，周密安排，形成合力，稳步推进城乡居民大病保险工作。各州、市医改领导小组要将本地制订的实施方案报省医改办、卫生厅、财政厅、人力资源和社会保障厅和云南保监局备案。试点市要尽快制订工作计划，明确有关部门的任务分工、工作步骤、工作进度等，于2013年1月1日启动城乡居民大病保险试点工作。

（二）统筹协调、加强部门协作。在省医改领导小组的统一领导下，建立由省发展改革（医改办）、卫生、人力资源和社会保障、财政、民政等部门和云南保监局组成的大病保险工作协调推进机制，统筹推进全省城乡居民大病保险工作。各成员单位要按照职责分工抓好落实，加强沟通协作，形成合力。发展改革部门（医改办）要发挥统筹协调和服务作用，并做好跟踪分析、评价总结工作；省直有关部门和各州、市要及时总结经验和研究解决发现的问题，加强评估，对大病保险工作进展和运行情况按照要求进行总结。试点市医改领导小组要将本地的年度报告报送省医改办、卫生厅、财政厅、人力资源和社会保障厅、民政厅和云南保监局。

（三）健全机制，促进持续发展。卫生、人力资源和社会保障、保监等部门要建立健全商业保险机构退出机制和医疗费用审核负责机制，制定完善赔付和服务质量考核办法，激励商业保险机构健全服务体系、完善服务网络、提高服务能力；要指导和督促商业保险机构完善服务流程，提升服务标准，强化服务管理，不断提高服务水平和质量，实现理赔服务高效、便捷，促进城乡居民大病保险工作持续健康发展。自本实施意见印发之日起，试点市每月 10 日前向省医改办报送 1 次开展城乡居民大病保险工作的进展情况，如有重大进展，即时报送。2013 年 1 月起，国务院医改办将把大病保险运行指标纳入医改月报、季报，省直有关部门和试点市要按照报表要求报送省医改办。

（四）加强政策宣传，引导社会舆论。要进一步加强对城乡居民大病保险政策的解读和宣传，增强全社会的保险责任意识，做好与基本医疗保险、医疗救助等方面的衔接，使城乡居民大病保险政策深入人心，得到全社会广大人民群众的理解、支持与配合，为大病保险实施营造良好的社会环境。

附录 8

云南省人力资源和社会保障厅关于做好 2014 年城镇居民大病保险工作的通知

（云人社发〔2013〕268 号　2013 年 11 月 27 日）

各州（市）人力资源和社会保障局：

为进一步做好我省城镇居民大病保险工作，减轻城镇居民大病负担，根据 2012 年国家发改委等六部委下发的《关于开展城乡居民大病保险工作的指导意见》（发改社会〔2012〕2605 号）、《云南省人民政府办公厅关于转发省发改委等部门云南省城乡居民大病保险实施意见（试行）的通知》（云政办发〔2012〕237 号）和 2013 年 11 月 11 日全国城乡居民大病保险工作视频会议精神，结合我省实际，现就有关问题通知如下：

一、2014 年城镇居民参加大病保险个人不再缴费，在确保城镇居民基本医疗保险收支平衡的前提下，从城镇居民基本医疗保险基金中划出部分建立城镇居民大病保险，保障参保居民大病医疗需求。各地要按照云政办发〔2012〕237 号文件要求，并结合各地实际，确定从基金中划出的具体标准和大病保险待遇标准。

二、目前，城镇居民大病保险暂不具备省级统筹的条件，各地要继续做好州（市）级统筹管理工作，积极推进统筹城乡居民大病保险。

三、城镇居民大病保险，在确保基金安全、信息安全、有效监管和参保人员待遇的前提下，向具有资质的商业保险公司购买服务，购买服务要通过政府招标平台按照公平、公正、公开的原则招标确定。若暂不具备条件的，也可过渡一段时间，暂由医保经办机构直接管理。

四、城镇居民大病保险纳入社会保险基金财政专户统一管理，实现收支两条线、单独列账、独立核算、专款专用。城镇居民大病保险基金管理和经办服务要接受人力资源和社会保障、财政、审计部门的监督和管理，各地医保经办机构每年上半年将上年大病保险收支情况向社会公布，接受社会监督。

各地贯彻执行的情况，请及时向省厅报告。

云南省人力资源和社会保障厅

2013 年 11 月 27 日

附录 9

关于印发《云南保险业开展城乡居民大病保险监管意见（试行）》的通知

（云保监发〔2013〕297 号　2013 年 12 月 23 日）

各保险省分公司，诚泰财产保险股份有限公司，云南省保险行业协会，各州市保险行业协会：

为贯彻落实六部委《关于开展城乡居民大病保险工作的指导意见》、中国保监会《保险公司城乡居民大病保险业务管理暂行办法》和《云南省城乡居民大病保险试点工作实施意见（试行）》等文件精神，履行服务医改工作职责，切实做好云南省城乡居民大病保险工作，我局特制定了《云南保险业开展城乡居民大病保险监管意见（试行）》。现印发给你们，请遵照执行。

执行过程中遇到的新情况、新问题，请及时与我局寿险处联系。

云南保监局

2013 年 12 月 23 日

云南保险业开展城乡居民大病保险监管意见（试行）

为贯彻落实六部委《关于开展城乡居民大病保险工作的指导意见》（发改社会〔2012〕2605 号，以下简称《指导意见》）、中国保监会《保险公司城乡居民大病保险业务管理暂行办法》（保监发〔2013〕19 号，以下简称《暂行办法》）和《云南省城乡居民大病保险试点工作实施意见（试行）》（云政办发〔2012〕237号，以下简称《实施意见》）等文件精神，履行服务医改工作职责，切实做好云南城乡居民大病保险工作，特制定《云南保险业开展城乡居民大病保险监管意见（试行）》。

一、指导思想

以邓小平理论、"三个代表"重要思想、科学发展观为指导，深入贯彻落实党的十八大精神，坚持全心全意为人民服务的宗旨，保持党和人民群众的血肉关系，实实在在为人民群众谋福祉，努力实现云南城乡居民大病保险全覆盖，不断提升人民群众医疗保障水平，以优质的服务、严密的风险监控、高效的运作，配合政府为人民群众提供均等的公共服务，促进医疗健康事业的长远发展。

二、工作目标

保障水平更高：这是城乡居民大病保险工作的基本目标。要最大限度地发挥保险机制的杠杆作用和保障功能，实现用最少的钱达到最好的保障效果。要在政府财政不多拿一分钱、人民群众不多花一分钱的情况下，让基本医保基金为人民群众提供更高的医疗保险保障，打破城乡二元结构，让参保群众享受均等的公共服务。

风险管控更强：这是商业保险机构的核心优势。要通过对大量医疗保险数据的分析，建立精算模型，科学厘定城乡居民大病保险费率，为政府基本医保定价提供参考。要发挥商业保险公司作为第三方对医疗机构诊疗行为的监督作用，防范和减少过度医疗、虚假医疗等不合理、不合规医疗行为，既要做到应赔尽赔，又要有效控制医疗保险赔付率，确保医疗保障制度可持续发展。

营运成本更低：这是承接公共服务的重要基础。与政府承办机构自身经办相比，保险公司承办城乡居民大病保险业务，必须有明显的成本优势，这是政府选择保险公司的重要考虑因素。要充分发挥商业保险机构善于经营管理、精于成本核算的优势，尽量减少人力、财力、物力成本，有效控制各项管理费用，实现医疗保障制度运行成本的最小化。

服务质量更优：这是人民群众满意的根本要求。要立足保险业作为服务业的特点和优势，以微笑服务、个性化服务、人性化服务等方式，为参保群众提供温馨的服务体验。要运用信息技术和机构网络优势，为参保群众提供即时结报、异地审核结算等"一站式"服务。要挖掘健康管理的优势，为参保群众提供双向转诊的便利，使患者享受更好的诊疗服务。

三、工作内容

（一）保险公司切实履行主体责任，发挥专业优势让政府和人民群众满意

1. 强化管理，封闭运行

一是加强业务管理。新承办大病保险业务的公司必须向云南保监局报备经中国保监会备案的大病保险专属产品，否则不得参与项目投标。经营过程中，要严格按照有关要求，实现大病保险人、财、物与其他业务彻底分开。达不到要求的，云南保监局将协调当地政府立即更换承办机构。

二是加强财务管理。据实列支经营大病保险所发生的费用支出，严格区分专属费用和共同费用，合理分摊共同费用。大病保险费用必须以专属费用为主，除网络等信息费用外，其他不相关费用一律不得分摊。公司须制定大病保险分摊费用标准，标准要经得起政府审计部门的审计、地方财政的检查。设立独立的大病保险保费账户及理赔账户，实现大病保险业务封闭运行，单独管理。

三是加强资金管理。严格遵循"收支两条线"原则，确保大病保险资金安全。对于超过合同约定的盈余部分，要按照财政部、人力资源和社会保障部、卫生计生委和中国保监会四部委联合下发的《关于利用基本医疗保险向商业保险机构购买城乡居民大病保险财务列支办法的通知》要求，向新农合和城镇居民医保基本医疗保险基金进行返还。大病保险保费收入及赔付支出必须通过大病保险独立账户运行，不得以任何方式通过保险公司保费账户将大病保险资金转入其他账户，确保大病保险资金专款专用。

四是加强数据管理。各公司要高度重视大病保险统计工作，严格按照中国保监会《大病保险统计制度（试行）》（保监发〔2013〕77 号）的口径要求，采取切实有效的管控措施，确保系统中大病保险原保险保费收入、赔付支出、赔付人次、赔付人数和相关利润科目数据的准确性。共保地区主承保公司与其他共保体公司要做好数据录入的协调工作，严格按承保份额及时录入数据，不得错报、漏报大病保险统计数据。

2. 规范操作，令行禁止

一是防范经营风险。切实贯彻落实"收支平衡、保本微利"的政策要求，完善内部管控，强化大病保险业务费用管控力度，降低费用支出和管理成本。承保当年预计运行成本率加简单赔付率大于或等于100%的亏损项目，保险公司不得参与投标。要兼顾市场化运作机制，与政府医保部门协商建立大病保险动态风险调节机制，以保本经营为前提，实现大病保险项目可持续发展。没有风险调节机制的，一律不得承保。

二是加强医疗行为管控。建立全流程、全方位的医疗费用控制机制，建立专业专职的巡查队伍，要与政府职能部门密切配合，加强对医疗服务和医疗费用的监控和稽核，对异常就诊记录、异常医疗费用信息等做到提前预警，及时管控诊疗过程中可能出现的过度医疗、虚假治疗、冒名顶替、诊疗替换、套取费用等情况，切实控制不合理的医疗费用支出。

三是规范投标行为。原则上由招标主体所在地州市分公司参加投标，在招标主体所在地未设立分支机构的，如果符合招标条件也可以由省分公司参加投标。由州市分公司参加投标的，投标公司省分公司必须派代表全程参与。严格落实保监会《暂行办法》第三章中关于投标管理的规定，在投标文件确定后，于投标前及时向云南保监局报送法律意见书和精算意见书。需要保监局提供相关证明的，应提交相应申请书。合同期满后，有关保险机构退出大病保险业务前，云南保监局将与地方财政、审计部门对其原承办机构进行全面审计，并向社会公开。

3. 内强素质，外塑形象

一是培养专业队伍。建设一支具有一定比例的执业医师、一定比例的有医学背景或健康险业务管理经验的高素质专业队伍，能够提供驻点、巡查等专项服务，为开展大病保险工作提供人才支持和专业保证，并定期进行服务质量培训和考评。

二是搭建信息系统，实现"一站式"即时结算、异地结算服务。承办公司在基本医保系统较为完善的州市，须实现"即时结报"和"异地结算"功能，为参保人提供"一站式"服务。对基本医保系统与医疗机构费用结算系统未实现对接或州市与县区基本医保系统未实现联网等信息系统不完善的州市，要积极与政府部门沟通，建立和完善大病保险信息系统，尽快实现"即时结报"和"异地结算"功能。要进一步简化报销手续，缩短理赔时限，积极探索为被保险人提供疑难理赔案件专家评审、远程会诊等服务。

三是加强数据管理。各承办公司要加强大病保险业务数据的收集、整理和分析，为费率测算夯实数据基础；按照保监会相关统计制度的要求及时向云南保监局报送大病保险业务数据，省级分公司应于每月开始10个工作日内向云南保监局报送大病保险数据。

四是畅通投诉渠道。医保承办机构服务大厅须公示服务流程和投诉咨询电话，主动接受公众服务咨询和投诉，及时满足客户合理诉求，切实维护好被保险人的合法权益。

五是创新多样化保险产品。应当针对大病保险理赔情况，积极开发与之相衔接的商业健康保险产品，满足参保群众多层次、多样化的健康保障需求。

（二）云南保监局切实履行监管职责，推动大病保险健康可持续发展

1. 找准角色定位，履行监管职责。一是积极参与政策制定、方案设计的职责。云南保监局要主动争取得到当地政府领导的支持，全程紧盯有关大病保险制度的制订过程，及时提出建设性意见建议，反映保险业正常的、合理的要求。二是建立健全配套制度。制定大病保险监管实施细则及关键环节监管制度，夯实监管基础。三是履行好监管职责。地方政府的大病保险方案发布、进入实施阶段后，云南保监局要对招投标、独立核算、日常经营等环节进行全过程、全流程监管。一旦发现问题，要立即果断处理。

2. 严把市场准入，确保服务质量。云南保监局从服务能力、专业化水平和风险管控措施等方面对保险公司经营资质进行审核评估。根据审核评估结果，分期分批公布云南省具有大病保险经营资质公司名单，并对大病保险资质实行动态化管理。

3. 强化过程监控，打击恶性竞争。一是强化投标行为监管。派监管干部到现场进行监督。投标文件未能体现"收支平衡，保本微利"原则的、未明确风险调节机制的，云南保监局将及时对其进行处罚，取消其承办大病保险资质。二是建立重大情况报告制度。地方政府提出的招标条件明显违背六部委政策的，政府有关部门向保险机构索要费用、物资、要求缴纳保证金的，有关保险机构都要立即向云南保监局报告，不得擅自行动，对未及时报告重大事项的，云南保监局要追究保险机构主要负责人责任。三是建立大病保险监管专人负责制。专人审查大病保险合同协议、专人督导城乡居民大病保险试点工作、专人收集分析大病保险数据。四是定期开展检查。云南保监局每半年要对辖区内大病保险进行一

次现场检查。接到信访投诉或发现违法违规线索的，要立即开展现场检查。对查实的不正当竞争、输送不正当利益、虚假套费等损害参保人权益的等违法违规行为，做到零容忍。五是强化省级分公司管控责任。云南保监局与承办大病保险业务的省级分公司签订大病保险合规经营承诺书。保险机构在大病保险业务开展过程中出现违法违规行为的，云南保监局将严肃追究省分公司及相关人员责任。

云南保监局要制订工作方案，明确任务目标，统筹安排各处室人力物力，分工明确，责任到人，形成监管合力，提高监管效能，推动云南省城乡居民大病保险健康可持续发展。

（三）搭建交流平台，发挥行协作用

各保险行业协会要加强对城乡居民大病保险政策的学习和宣传，掌握有关要求。一是积极主动地加强与地方政府协调沟通，密切关注当地城乡居民大病保险市场动态，提前介入掌握情况；二是加强报告，跟踪地方政府的招标情况，及时向云南保监局报告；三是省行业协会负责组建健康保险专业委员会。

（四）整合行业力量加强宣传工作

1. 提高大病保险业务的社会认知度。承办大病保险业务的保险机构要做到：一是承办机构应拨出专项经费印制大病保险业务宣传手册，经云南保监局备案后，利用各种有效渠道分发宣传手册，并在基层营业机构设置大病保险咨询专柜做好日常宣传工作。此专项经费应列入大病保险专属费用核算。二是加强与县级以上定点医疗机构的沟通协调，争取在医院显著位置张贴大病保险报销政策，并做好医院相关财务人员的培训工作。三是加强与当地主流媒体的合作，开办专栏专题宣传大病保险政策。

2. 加大向地方政府汇报力度。一是云南保监局认真学习、全面领

会、切实吃透六部委《指导意见》的精神，掌握好政策和要求。在此基础上主动向党委政府尤其是主要领导同志汇报大病保险政策及进展情况。二是云南保监局、承办机构定期与政府相关部门沟通大病保险工作，及时协商解决大病保险业务的问题，确保大病保险业务的平稳运行。

3. 加强大病保险信息报送工作。一是监管机构、承办机构、行业协会要重视向政府报送大病保险信息。定期向地方政府报送大病保险信息，注重信息报送的时效性和准确性。二是承办机构、行业协会定期向云南保监局报送大病保险信息，承办大病保险业务的省分公司每月应向云南保监局报送至少三篇大病保险信息。云南保监局将每月定期制作发布大病保险工作动态，并按信息采用数量进行评比。

四、工作要求

（一）统一思想，高度重视

城乡居民大病保险工作是今年保险监管工作会议确定的重点工作之一。贯彻落实好监管工作会议精神，让人民满意、让政府放心、让群众得实惠是当前我局推动城乡居民大病保险工作的根本目标和重要工作。全行业要高度重视，确保今年该项工作取得明显成效。

（二）通力协作，强化落实

全行业要按照保监会的总体部署统一行动，加强沟通，上下联动，要统筹调配人力物力，分工明确，责任到人，形成推动合力。要在保监会的统一部署和要求下，认真落实保监会布置的各项工作任务，并结合当地实际创造性地开展工作，切实做好城乡居民大病保险工作。

（三）注重实效，着眼长远

城乡居民大病保险是一项长期系统性工程，既要采取有力措施，确保在短期内见到成效；又要着眼长远，从机制上下工夫推动业务发展和监管工作。全行业要研究城乡居民大病保险的工作规律，确保城乡居民大病保险工作持续、稳定地在全省开展，努力实现保障水平更高、风险管控更强、营运成本更低、服务质量更优的目标，真正做到"保险让生活更美好"。

附录 10

关于加强大病保险共保业务统计工作的通知

（云保监发〔2013〕300 号　2013 年 12 月 30 日）

各保险省分公司：

　　为加强大病保险共保业务统计工作，明确共保体各方工作职责，落实工作责任，更好地推动《大病保险统计制度（试行）》（保监发〔2013〕77 号）的贯彻落实，现将大病保险共保业务统计工作相关要求通知如下，请各公司遵照执行。

一、确保数据及时录入

　　主承保方在业务系统出单、录入理赔信息后，须及时将承保和赔付信息提交从承保方。从承保方必须在当季将相关信息录入业务系统，不得跨季、跨年录入。为保证从承保方录单时间，主承保方原则上在季末 25 日前必须将当季录入系统的承保数据信息提交给从承保方，理赔数据信息在核赔通过后须及时提交从承保方，以确保主承保方和从承保方数据录入期间的一致性。

二、确保数据按时报送

　　从承保方在季后 6 日内，须将本公司大病保险业务利润表提交主承保方，主承保方汇总完成该项目的业务利润表（表样见附件）后，逐级上报至总公司，确保总公司能在《大病保险统计制度（试行）》要求的季末 12 日内报送数据。

三、确保数据报送准确

大病保险共保业务由主承保方总公司向保监会报送共保项目业务、财务数据。主承保方、从承保方省级分公司均应在每季报送大病保险数据前沟通协调总公司，核对云南省数据，确保从承保方不报送共保项目数据，主承保方报送的共保项目数据必须全面、完整、准确，避免错报、漏报和重报。主承保方核对数据后，须将核对无误的共保项目业务利润表报送我局。

四、明确数据交接责任

为明确责任，主承保方在向从承保方提交承保、赔付相关信息时，从承保方接收人须签字，并注明签收时间，主承保方保存好签收记录备查；从承保方在向主承保方提交本公司大病保险利润表时，须由主承保方接收人签字，并注明签收时间，从承保方保存好签收记录备查。如无留存备查记录，由数据提交方承担责任。主承保方在核对总公司报送数据时，核对人须做相应记录，并签字留痕。

各公司大病保险业务部门和统计联系部门须通力配合，做好大病保险共保业务统计工作。对执行不力，造成大病保险共保业务错报、漏报、重报的公司，我局将根据《保险法》相应罚则，采取监管措施。

云南保监局

2013 年 12 月 30 日

附录 11

关于报送大病保险统计数据的通知

（云保监发〔2014〕12 号　2014 年 1 月 15 日）

各保险省分公司：

　　根据保监会《大病保险统计制度（试行）》（保监发〔2013〕77 号）文件精神的要求，各保险总公司定期以报表形式向保监会报送大病保险统计数据。鉴于保监会派出机构目前尚不能提取总公司报送的本辖区大病保险业务报表，为全面、及时、准确掌握全省大病保险业务开办情况，请各公司定期向我局报送大病保险经营数据。现将相关事项通知如下：

一、报送内容

　　大病保险数据统计包括保险公司大病保险统计简表（见附件 1）和大病保险业务利润表（见附件 2）。各公司应将承办的所有大病保险项目分项填列在保险公司大病保险统计简表中，并分项目报送大病保险业务利润表。项目应与政府部门签署的合同协议为准，一份合同协议对应一个项目，签署合同协议后未出单的项目，只填报大病保险统计简表，不报送大病保险业务利润表。由两个或两个以上保险人使用同一保险合同，对同一保险标的共同承保，并共同签发保单为共保业务，共保业务由主承保方负责报送报表（见附件 1 和附件 2），从承保方不需向监管部门直接报送报表（见附件 1 和附件 2）。

二、报送口径

（一）大病保险：大病保险业务应具备以下特征：1. 保费来源于基本医保基金；2. 由符合经营资质的商业保险公司以大病保险专属产品承保（六部委文件出台后，2013 年 4 月大病保险示范条款发布前签订的仍使用原团体医疗保险条款的大病保险业务也归入大病保险统计）。

（二）项目名称：项目名称填报格式为地区 + 险种，地区按项目所在地填列，险种按城镇居民大病保险、新型农村合作医疗大病保险等大病保险项目填列。如文山开办的大病保险，项目名称应为文山市新型农村合作医疗大病保险。

（三）期末有效承保人数：若合同协议中承保人数大于实际承保人数，按合同协议中承保人数填列；若在项目进展过程中，实际承保人数超过了合同协议中承保人数，按实际承保人数填列。

（四）原保险保费收入：按业务系统中签单保费填列，若合同协议签署后未出单，按合同协议中的保费填列。

（五）应收保费：为报告期末时点数。

（六）赔付人次：指统计期内保险公司累计发生的大病保险已决赔付人次。

（七）赔付人数：指统计期内保险公司累计发生的大病保险已决赔付人数。

（八）起付金额：按合同协议中的纳入大病保险保障范围的个人自付起点报销金额填报。

（九）最高补偿限额：按合同协议中的最高补偿限额填报。

（十）财务指标：业务及管理费包括大病保险业务专属费用和分摊的共同费用，在大病保险费用分摊实施细则出台前，业务及管理费、分摊的投资收益两个指标遵照《保险公司费用分摊指引》（保监发〔2006〕

90 号）执行。如大病保险资金未上划总公司统一运用，则分摊的投资收益指标填报利息收入。

其他未做特别说明的统计指标填报口径参照现行保险统计制度执行。

三、报送时间

大病保险统计报表报送频度为季报。各公司应于每季度开始 16 日内报送报表，遇"十一"、春节长假可顺延 3 日。

四、报送要求

大病保险统计报表须同时报送电子版和纸质版至保监局统计研究处，电子版通过 U 盘拷贝报送，不得通过互联网发送。纸质版需加盖公章，注明填报人、审核人及填报人联系方式。

各公司要高度重视大病保险统计报表填报工作，严格按照本制度规定的指标、口径及要求报送统计数据，确保大病保险统计数据真实、准确和完整。我局将对大病保险数据报送工作开展抽查，对存在数据质量问题的公司，将依据《保险法》规定，采取相应的监管措施。

附件：1. 保险公司大病保险统计简表（略）

2. 大病保险业务利润表（略）

云南保监局

2014 年 1 月 15 日